Adrien DELANGE

Docteur en Médecine

Du Rhumatisme

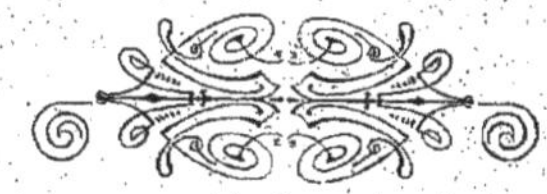

articulaire aigu

Chez le Vieillard

NANCY

IMPRIMERIE LOUIS KREIS

51, RUE SAINT-GEORGES, 51

1902

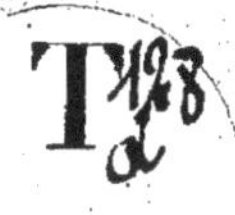

Adrien **DELANGE**

Docteur en Médecine

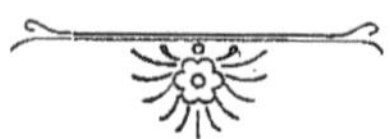

Du Rhumatisme

articulaire aigu

Chez le Vieillard

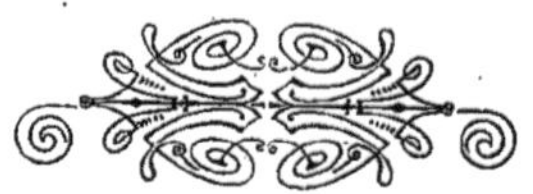

NANCY

IMPRIMERIE LOUIS KREIS

51, RUE SAINT-GEORGES, 51

1902

A MES PARENTS

A MON 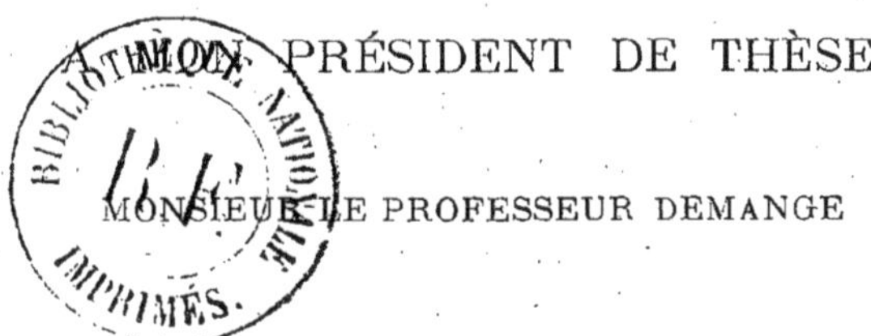 PRÉSIDENT DE THÈSE

MONSIEUR LE PROFESSEUR DEMANGE

A MON MAITRE

MONSIEUR LE PROFESSEUR AGRÉGÉ PARISOT

INTRODUCTION

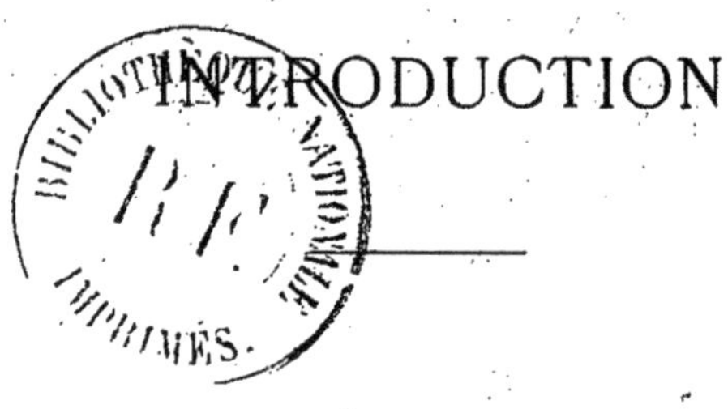

Le rhumatisme articulaire aigu, affection commune dans la jeunesse et l'âge adulte, est-il encore susceptible de se manifester dans la vieillesse ? Si l'on s'en rapporte à certains auteurs. on serait presque tenté de répondre par la négative. « Après 40 ans, dit Hanot, on ne trouve plus que des pseudo-rhumatismes constitutionnels ou infectieux ». M. Lancereaux va encore plus loin et il écrit que la fièvre rhumatismale ne se voit plus pour la première fois après l'âge de 25 ans.

Mais ce sont là des opinions qui semblent beaucoup trop exclusives. Il suffit, en effet, de parcourir les nombreux auteurs qui ont écrit sur le rhumatisme articulaire, depuis Bouillaud, pour voir que tous, ou presque tous, sont unanimes à admettre l'existence de la polyarthrite aiguë à un âge avancé. Quelques-uns, dans leurs statistiques, nous donnent le nombre de cas de cette maladie qu'il leur a été donné d'observer chez des vieillards, mais ils se bornent à cette simple énumération ; aucun ne nous dit, si dans ces cas, le rhumatisme différait de ce qu'il est en général chez l'adulte. Jusqu'ici aucun travail d'ensemble n'a été fait sur ce point de la pathologie sénile.

Nous nous sommes proposé, sur les conseils de M. le professeur agrégé Parisot qui a bien voulu nous communiquer plusieurs observations d'arthrites aiguës rhumatismales survenues chez des vieillards de l'hospice St-Julien, de rechercher dans la littérature d'autres faits analogues et d'étudier les modifications que l'âge pouvait apporter à l'évolution de la maladie.

C'est une notion, aujourd'hui bien connue, de la pathologie générale que la vieillesse imprime à l'organisme humain une manière d'être spéciale. « Considéré au point de vue de son évolution, dit M. le professeur Demange, l'être organisé passe par trois phases : la première, phase d'accroissement, pendant laquelle se forment et se développent les organes et les fonctions ; la seconde, phase d'état, pendant laquelle l'individu, complètement constitué, jouit de la plénitude de ses fonctions ; enfin la troisième, phase de déclin, dans laquelle les systèmes organiques subissent des modifications régressives et atrophiques qui amènent l'usure des organes, le ralentissement des fonctions, et par une destruction lente et nécessaire, conduisent insensiblement l'individu au terme de sa carrière....

« Avec la vieillesse, commence la période de décadence ; le mouvement de dénutrition l'emporte sur celui de nutrition ; les fonctions perdent de leur activité ; les instruments organiques, usés par un exercice prolongé, ne se réparent qu'incomplètement ; les forces physiques et morales diminuent. » (1) Il en résulte que l'organisme ne réagit plus dans l'âge sénile comme il le faisait dans l'âge adulte. Sur ce terrain débilité, la plupart des maladies prennent des allures spéciales. Le rhumatisme articulaire aigu, comme nous le verrons, ne fait pas exception à cette règle.

Nous n'avons pas eu la prétention ici de faire l'histoire complète de cette affection chez le vieillard ; cela nous eût été impossible, eu égard à la pauvreté de la littérature médicale sur cette question et étant donné le nombre relativement restreint d'observations que nous avons pu recueillir.

Parvenu au terme de nos études médicales, nous tenons à offrir à nos maîtres de la Faculté l'hommage de notre reconnaissance.

Que M. le professeur Demange veuille bien recevoir l'expression de notre respectueuse gra-

____

(1) *Etude clinique et anatomo-pathologique sur la vieillesse.* 1886.

titude pour l'honneur qu'il nous fait en acceptant la présidence de cette thèse.

M. le professeur agrégé l'arisot, dont nous avons eu l'honneur d'être l'externe, n'a cessé, pendant tout le cours de nos études, de nous témoigner la plus grande bonté. Ce sont ses savantes et intéressantes leçons cliniques qui ont développé en nous le goût de la pathologie sénile et de la pathologie mentale et nerveuse. Il nous a inspiré le sujet de cette étude ; il a bien voulu mettre à notre disposition toutes les observations recueillies dans son service ; il nous a aidé de ses conseils et facilité singulièrement notre tâche. Nous sommes heureux de lui offrir ici l'hommage de notre profond respect et de notre bien vive reconnaissance.

Que M. le professeur Herrgott nous permette de le remercier bien sincèrement tant pour l'enseignement qu'il nous a donné que pour les témoignages de sympathie dont il a bien voulu nous honorer durant les quelques mois d'externat passés dans son service.

Nous adressons également nos remercîments à M. le professeur Simon ainsi qu'aux professeurs agrégés Zilgien et Schuhl pour la bienveillance qu'ils nous ont toujours témoignée.

CHAPITRE PREMIER

Considérations générales sur la pathogénie du rhumatisme articulaire aigu

Le rhumatisme articulaire aigu est certainement de toutes les maladies, une des mieux connues quant à son histoire clinique. Mais si l'on se place au point de vue de sa pathogénie, il n'en est plus de même. Celle-ci a soulevé, de tous temps, de très nombreuses discussions, sans cependant cesser d'être une des questions les plus complexes de la pathologie moderne. Sans nous arrêter aux diverses théories qui ont été émises successivement pour expliquer la nature du rhumatisme articulaire aigu, nous allons examiner brièvement la dernière en date : la théorie infectieuse et microbienne qui paraît devoir être finalement acceptée.

Pendant longtemps, on avait donné le nom de rhumatisme à toute arthrite aiguë, subaiguë ou chronique qui n'était pas d'origine traumatique. En vertu de cette conception, on admettait aussi que les arthropathies qui surviennent au cours de la scarlatine, de la blennorrhagie, de l'érysipèle, etc, étaient de nature rhumatismale et que la maladie première avait simplement mis en jeu une disposition diathésique préexistante. C'est M. Bouchard qui, le premier, en 1881 proclama formellement la nécessité de séparer du rhumatisme vrai une série d'états morbides présentant des déterminations d'apparence et non de nature rhumatismale, ces états appartenant manifestement au groupe des maladies infectieuses. M. Bouchard les désigna sous le nom de pseudo-rhumatismes infectieux : « Toutes les maladies infectieuses, a-t-il dit, peuvent présenter parmi leurs manifestations contingentes des déterminations articulaires absolument distinctes du vrai rhumatisme et relevant de l'infection générale de l'économie ».

Cet aphorisme a été développé par Bourcy et aujourd'hui de nombreuses observations cliniques sont là pour démontrer qu'il n'existe pas de maladie infectieuse qui ne compte des arthrites au nombre de ses complications. On est donc conduit à admettre deux formes d'arthrites aiguës : l'une primitive, c'est le rhumatisme articulaire aigu, vrai ; d'autres secondaires, ce sont les polyarthrites des diverses maladies infectieuses. Mais cette différence n'empêche pas qu'il y ait de grandes analogies entre ces deux formes morbides. Les arthrites infectieuses étant sûrement d'origine microbienne, on devait se demander s'il n'en était pas de même du rhumatisme articulaire aigu.

Des recherches nombreuses ont été tentées en ces dernières années dans le but d'éclairer la bactériologie des arthrites rhumatismales. Jusqu'ici les résultats obtenus ont été peu précis. Actuellement, en ce qui concerne la pathogénie du rhumatisme, on se trouve en présence de

deux théories : la première, d'après laquelle la polyarthrite aiguë, fébrile, ne serait qu'une pyohémie atténuée, à
microbes multiples et variables parmi lesquels le staphy-
locoque blanc, signalé par M. Bouchard, serait le plus
fréquemment observé ; elle n'aurait donc rien de spécifique ; la seconde, suivant laquelle le rhumatisme aigu
serait une affection spécifique, produite par un agent spécial, le microbe du rhumatisme articulaire aigu (Achalme,
Thiroloix) ; cette seconde théorie a même une variante
due à Triboulet et Coyon ; suivant ces expérimentateurs,
le bacille d'Achalme ne s'observerait que dans les cas
graves, compliqués, le véritable rôle spécifique étant dé-
volu aux diplocoques qu'ils ont décrits dans les cas de
rhumatisme aigu, normal.

L'heure n'est pas encore arrivée de prendre parti, car
la question est loin d'être résolue. Mais si la bactériologie
est impuissante, pour le moment, à nous fournir la preuve
absolue de l'origine parasitaire de l'arthrite rhumatismale,
la clinique nous permet, néanmoins, de la considérer
comme très probable. C'est une affection qui présente, en
effet, toutes les allures d'une maladie infectieuse microbienne. L'hyperthermie, l'état général, l'albuminurie, la
péricardite, la pleurésie, l'angine, etc., ne sont-ce pas là
des manifestations de nature évidemment infectieuse.

Les conditions étiologiques générales plaident de même
en faveur de l'origine bactérienne du rhumatisme. En
effet, comme certaines maladies microbiennes, il se montre à date relativement fixe. Les influences saisonnières,
l'action prédisposante du froid, surtout du froid humide,
sont des plus manifestes. Certains individus, à plus ou

moins longue échéance, subissent des atteintes réitérées ;
on peut en induire qu'ils constituent des milieux de cul-
ture favorable où le microbe vivant d'une vie latente
reprend sa virulence et sa nocivité premières. C'est qu'en
effet, à côté du germe, il y a le terrain ; ce terrain propice
au développement du germe de la polyarthrite, comme
à l'éclosion du diabète ou de la goutte, c'est ce qu'on
appelait autrefois l'état diathésique ; c'est ce que M. Bouchard a appelé le trouble nutritif. Il suffit de relire les statistiques dressées par cet auteur, pour voir combien, dans
les antécédents héréditaires des rhumatisants, on retrouve
fréquemment l'obésité, le diabète, la goutte, la lithiase
biliaire, etc., toutes affections de la série arthritique.
Cependant, il ne faudrait pas exagérer. Pour être fréquent
dans les antécédents du rhumatisme, l'arthritisme ne s'y
trouve pas d'une façon constante ; la maladie éclate souvent sur un terrain vierge de toute tare diathésique. On
trouve alors, en l'absence de toute prédisposition héréditaire, un certain nombre de causes occasionnelles : ce
sont le froid, le traumatisme, l'émotion, le surmenage,
les mauvaises conditions hygiéniques. Mais, comme le fait
remarquer Widal, pour expliquer l'action de ces différentes causes, on n'a guère encore émis que des hypo-
thèses. « Il est plus simple d'admettre pour le moment,
dit-il, que ces diverses causes prédisposent en vertu de
l'axiome invoqué par Hanot, tout ce qui affaiblit prédispose »

Nous avons jugé indispensable au début de cette étude,
pour la clarté même du sujet, d'exposer ces généralités
sur le rhumatisme articulaire aigu, et d'indiquer à quelle

opinion nous nous rallions. Il s'agit donc pour nous d'étudier une maladie infectieuse aiguë, avec toutes ses complications, envahissant un organisme modifié par l'involution sénile.

CHAPITRE II

Recherches sur la fréquence du rhumatisme articulaire aigu chez les vieillards

Si nous consultons les traités classiques à ce sujet, voici les propositions que nous y trouvons énoncées : Widal, donnant l'opinion de Bouchard sur cette maladie dit : « qu'après 60 ans, elle est tout à fait inouïe ». Pour Auscher : « il est douteux que le rhumatisme aigu se montre pour la première fois après 60 ans ».

Quand on parcourt les traités didactiques des maladies des veillards tels que ceux de Canstatt, de Geist, de Durand-Fardel, de Day, le recueil de Mettenheimer, on voit qu'il n'y est point question du rhumatisme articulaire aigu.

Réveillé-Parise ne fait que le citer : le rhumatisme, écrit-il, a très souvent lieu à cette époque de la vie, mais cette forme si connue sous le nom de rhumatisme articulaire y est très rare ».

Maclachlan (1) n'en fait de même qu'une simple men-

(1) *A pratical treatise of the diseases and infirmities of advanced life.* 1868

tion : « l'aptitude au rhumatisme aigu, dit-il, décroît d'une façon remarquable, à mesure qu'on avance en âge, après 50 ans. Dans la vieillesse il est si rare qu'on a pu mettre en doute son existence », et il cite seulement un cas de rhumatisme musculaire aigu chez un vieillard de 77 ans.

Voici ce que nous trouvons dans Charcot (1) : « la forme aiguë du rhumatisme articulaire se présente rarement après l'âge de 50 ans... Rien de plus rare chez les vieillards que la forme aiguë du rhumatisme articulaire ; rien de plus fréquent chez eux, au contraire, que la forme chronique de cette maladie. J'ai moi-même observé deux faits de ce genre après 70 ans. Il s'agissait dans le premier cas d'un rhumatisme aigu léger ; dans le second, il s'était développé un rhumatisme sub-aigu fébrile d'une grande tenacité ».

Si nous compulsons les ouvrages écrits sur le rhumatisme, nous voyons que les auteurs sont à peu près unanimes pour admettre l'existence de la polyarthrite aiguë à un âge avancé, tout en faisant leur réserve pour ce qui est de la rareté.

Bouillaud (1840) s'exprime ainsi : « quant à l'âge, il nous paraît qu'il n'en est aucun qui soit absolument à l'abri du rhumatisme articulaire. Néanmoins le rhumatisme articulaire bien aigu sévit particulièrement sur les sujets de 12 à 40 ans. » Parmi les nombreuses observations rapportées par cet auteur, on ne trouve que deux cas de rhumatisme articulaire aigu après l'âge de 50 ans ; après 60 ans, on n'en voit aucun.

---

(1) *Leçons cliniques sur les maladies des vieillards*, 1868.

Chomel (Leçons cliniques, 1837) fait le relevé des cas de rhumatisme articulaire aigu dont il a pu suivre l'observation à l'hôpital de la Charité : « sur 73 malades, 2 furent affectés avant 15 ans ; 35 furent attaqués pour la première fois de 15 à 30 ans. — 22 de 30 à 45. — 7 de 45 à 60 ans. — 7 après la soixantième année.

Piorry (1842) dans son traité de médecine pratique rapporte que sur 73 cas, comme Chomel, il n'a observé le rhumatisme aigu que deux fois de 50 à 60 ans ; une fois de 60 à 70 ans.

Monneret, dans sa thèse (1850) nous dit que sur 63 cas, il en a observé 7 chez des hommes de 50 à 60 ans ; 2 chez des femmes de 50 à 70 ans (l'une avait 66 ans, — l'autre 69 ans). Il n'en a vu qu'un cas après 70 ans, chez une femme de 72 ans ; ce qui nous fait trois cas seulement après 60 ans.

Fuller (1) sur 289 cas compte 16 sujets de 5 à 15 ans ; 241 de 15 à 40 ; 25 de 40 à 50 ; 7 au delà de 50 ans.

Macleod (2) sur 199 sujets, compte de 10 à 15 ans 8 ; de 15 à 40, 180 ; de 40 à 55, 10, et au dessus de 55 ans, 1.

Voici ce que dit Besnier dans son article *Rhumatisme*, du dictionnaire encyclopédique des sciences médicales « le rhumatisme articulaire aigu peut se développer à tous les âges, depuis la plus jeune enfance jusqu'à l'extrême vieillesse, ainsi que le démontrent les observations particulières publiées par les auteurs, et que cela ressort des relevés statistiques que j'ai dressés ». La statistique, basée sur les

---

(1) *On rheumatism,* 1843.
(2) *On rheumatism,* 1860.

tables mortuaires rapportées par Besnier, donne une proportion beaucoup plus considérable et tout à fait inatten-
due. Mais il faut remarquer que ces documents ont été
recueillis par des médecins très divers qui appliquaient
sans doute la même terminologie à des affections différentes, et qu'à ce titre ils imposent quelque réserve
dans les conclusions.

Nous devons faire observer aussi que toutes ces statistiques datent d'une époque où l'on ne distinguait pas le
rhumatisme articulaire aigu des arthrites qui pouvaient
survenir au cours des maladies infectieuses. Il peut y
avoir dans ce fait une certaine cause d'erreur. Nous
n'avons, cependant, pas compris dans les cas énumérés
plus haut ceux, en très petit nombre d'ailleurs, désignés
par les auteurs sous le nom de rhumatisme articulaire
suppuré, et qui rentreraient aujourd'hui dans le cadre des
pseudo-rhumatismes infectieux.

A côté de ces statistiques un peu anciennes, en voici
deux autres plus récentes dues à deux auteurs anglais,
W. Church, et C. Bosanquet, et qui portent sur un nombre
assez considérable de cas.

Church (1) dans un mémoire basé sur l'analyse de
693 cas de rhumatisme aigu est arrivé aux chiffres suivants :

	AGE	NOMBRE DE CAS
au-dessous de	10 ans.	25
—	20 ans.	244
—	30 ans.	241
—	40 ans.	115
—	50 ans.	41
au-dessus de	50 ans.	17
âge non	mentionné.	10

(1) *Rheumatism and cardiac affections.* St-Barth. hosp. Rep., 1889.

Bosanquet (1) a pu examiner 450 cas de fièvre rhumatismale admis au *Charing-Cross Hospital* pendant le cours
de huit années (1890 à 1897 inclus). Sur ce nombre total,
il y avait 237 hommes et 213 femmes qui se répartissent
ainsi par rapport à l'âge ;

HOMMES

1 à 10 ans ;	10 à 20 ;	21 à 30 ;	31 à 40 ;	41 à 50 ;	au dessus de 50
11	78	70	43	21	5

FEMMES

1 à 10 ans ;	10 à 20 ;	21 à 30 ;	31 à 40 ;	41 à 50 :	au dessus de 50
8	86	82	26	9	2

Au dessus de 50 ans, l'auteur n'a constaté que des récidives sauf chez deux hommes où l'affection avait débuté
chez l'un à l'âge de 53 ans et chez l'autre à 57 ans.

Que conclure de cette longue énumération, un peu
fastidieuse peut-être, mais que nous avons pensé cependant
nécessaire ?

C'est que le rhumatisme articulaire aigu décroît d'une
façon notable à partir de 30 ans et commence à devenir
rare après 50 ans. Sans doute au-dessus de 50 ans, dans
la plupart de ces tableaux, l'âge n'est pas mentionné, et
nous regrettons que les auteurs n'aient pas cru devoir
apporter à cet égard plus de précision ; mais on est en
droit de se dire que si l'affection est déjà rare à partir de
cet âge, elle le sera, à plus forte raison, encore davan-
tage après 60 ans.

Aussi ne sommes-nous pas étonné de retrouver, dans
la littérature médicale, si peu d'observations de rhuma-

---

(1) *A contribution to the statistics of rheumatics fever and its complications.* LANCET 1900.

tisme aigu chez des vieillards. Jusqu'en 1874, on en trouve en tout une de Chomel (1). C'est la neuvième observation publiée dans les leçons de clinique médicale. Il s'agit d'un homme de 68 ans qui fut pris subitement d'un rhumatisme articulaire aigu généralisé, qui plus tard devint subaigu.

En 1874, Moreaud, dans sa thèse (2), cite seulement deux observations, dues à M. le Dr Mauriac, et concernant deux vieillards de l'hospice des Ménages, qui tous deux avaient vu survenir leurs douleurs à la suite d'une marche prolongée ; le premier, un vieillard de 71 ans eut un rhumatisme qui s'étendait aux cous-de-pied, aux genoux, aux poignets ; le second, une femme de 74 ans n'eût qu'un gonflement douloureux d'un genou ; c'était sa première atteinte. Dans les deux cas, les douleurs paraissent avoir été éphémères, mais il y avait eu complication de péricardite aiguë.

M. Féré (3) de son côté, rapporte cinq observations de polyarthrite aiguë qui lui ont été communiquées par M. le Dr Duménil, professeur à l'Ecole de Médecine de Rouen. Ces observations ont trait à des vieillards âgés respectivement de 64, 70, 75 et 80 ans. L'un d'eux, âgé de 75 ans, eut son rhumatisme compliqué de péricardite aiguë.

Nous rapportons toutes ces observations détaillées dans le cours de notre étude.

Pagnier (4), dans sa thèse, sur 60 observations, en cite

---

(1) *Loc. cit.*

(2) Considérations sur quelques cas de rhum. art. accompagnés de lésions cardiaques observés chez des vieillards. — Thèse. Paris 1874.

(3) Contribution à l'étude des affections aiguës du cœur chez les vieillards. — Revue de Médecine, 1882.

(4) Essai sur l'étiologie du rhum. art. aigu. Paris, 1884.

quelques-unes après 50 ans. Dans un cas, il s'agissait
d'une femme âgée de 59 ans, chez laquelle le rhumatisme
se généralisa avec un caractère suraigu et qui succomba à
une endo-péricardite : « le rhumatisme articulaire aigu,
dit-il, est d'une façon générale, une maladie de l'ado-
lescence et de l'âge adulte ayant son maximum de fréquence de 15 à 40 ans. D'après Benecke, il peut se mon-
trer de trois à soixante-deux ans. Au-dessus de 40 ans, on
observe des récidives, rarement une première atteinte ;
on a cependant cité quelques cas où le rhumatisme aigu
s'était déclaré pour la première fois à soixante ans, mais
on peut considérer ces faits comme de rares exceptions...
Si l'on veut expliquer cette immunité presque absolue des
enfants et des vieillards vis-à-vis de la polyarthrite rhumatismale, il faut vraisemblablement en chercher la cause
dans les conditions physiologiques où se trouvent dans
ces deux âges les tissus du système moteur et spécialement
des articulations. Dans la première, comme dans la seconde enfance, l'individu n'a ni la force physique, ni la
force vitale nécessaire aux mouvements actifs et ses éléments fibreux n'ont aucun effort à faire. L'âge adulte, au
contraire, est l'époque de la vie où se dépense le plus
d'activité fonctionnelle des tissus fibreux et séreux, et
cette suractivité suffit à créer du côté des articulations un
locus minoris resistentiæ qui prédispose l'organisme à l'in-
vasion d'une maladie qui s'y localise. »

A ces observations du rhumatisme aigu que nous venons de mentionner, il nous reste à y joindre cinq autres,
qui concernent des vieillards de l'hospice Saint-Julien
dont l'âge variait entre 63 et 80 ans. Tous les cinq avaient
eu déjà antérieurement des attaques de rhumatisme.

L'une de ces observations que nous devons à l'obligeance
de M. le professeur agrégé Parisot, se rapporte à un
homme âgé de 75 ans chez lequel le rhumatisme s'accompagna d'endocardite aiguë. C'est là, comme nous le
verrons, une complication tout à fait exceptionnelle chez
le vieillard.

Enfin nous-même avons fait une série de recherches
à l'hospice Saint-Julien, dans le but de noter tous ceux
qui avaient pu présenter des attaques de rhumatisme articulaire aigu dans le cours de leur existence.

Nos recherches ont porté sur un nombre total de près
de 340 vieillards, comprenant 176 hommes et 160 femmes. Sur ce nombre total, nous avons retrouvé seulement
six cas chez les hommes et quatre chez les femmes. C'est
là, certes, une proportion tout à fait infime, surtout quand
l'on songe que la fièvre rhumatismale est considérée, de
toutes les maladies, comme une des plus fréquentes. Sur
ces dix rhumatisants, chez lesquels les manifestations initiales dataient soit de leur jeunesse, soit de l'âge adulte,
trois seulement avaient eu des récidives après 60 ans.
Quant à la coexistence d'affections cardiaques d'origine
rhumatismale, sept d'entre eux en étaient complètement
indemnes, et trois seulement étaient atteints d'insuffisance
mitrale. En présence de ces faits, nous pouvons peut-être
tirer cette conclusion que le rhumatisme articulaire aigu
est une affection qui, par ses complications et en première ligne ses complications cardiaques, ne permet pas,
malheureusement dans une assez grande mesure, à ceux
qui en sont atteints d'arriver à un âge bien avancé.

En résumé, de tous les faits qui précèdent, nous voyons
donc, d'une part, que si la forme aiguë du rhumatisme

articulaire commence à devenir rare à partir de 50 ans, aucun âge n'en est cependant absolument à l'abri ; et d'autre part, que si après 60 ans ce sont des récidives que l'on observe le plus habituellement, l'affection peut néanmoins se manifester pour la première fois, passé cet âge, comme le montrent les observations de Moreaud et de Féré.

A quoi tient cette rareté ? Pagnier (1) donne comme raison la diminution de l'activité fonctionnelle, l'absence de fatigue des articulations dans la vieillesse. Peut-être faudrait-il encore faire intervenir la diminution de vitalité, résultat des modifications séniles, existant au niveau des séreuses articulaires comme elle existe au niveau d'autres séreuses et d'autres organes ; ce qui expliquerait le peu de tendance qu'ont les vieillards à présenter des inflammations aiguës et généralisées.

---

(1) *Loc. cit.*

CHAPITRE III

Symptomatologie

Le tableau clinique du rhumatisme articulaire aigu,
chez le vieillard, d'après les observations que nous
publions dans ce travail, se différencie de la symptoma-
tologie de cette maladie infectieuse chez l'adulte par
l'atténuation ou l'absence même de certains symptômes.
Nous n'avons pas lieu d'en être surpris ; l'âge marque ici,
comme dans la plupart des autres affections, son influence
sur l'allure générale de la maladie.

L'arthrite rhumatismale est caractérisée par les quatre
symptômes classiques de l'inflammation : douleur, chaleur, rougeur et tuméfaction. Mais avant de les passer en
revue, nous devons dire un mot sur le degré de fréquence
suivant lequel sont envahies les jointures. Il résulte de
l'examen des observations que ce sont les grandes articulations qui sont prises de préférence aux petites et le
plus souvent c'est le côté droit qui est atteint. Voici, suivant leur degré de fréquence l'ordre dans lequel nous
pouvons les ranger : genou, poignet, cou-de-pied, coude,

épaule. La hanche n'a jamais été touchée. Nous voyons que chez le vieillard, c'est le genou qui serait le plus fréquemment lésé, alors que chez l'adulte c'est le cou-de-pied. En ce qui concerne les petites jointures, elles peuvent presque toutes être atteintes indifféremment.

Le nombre des jointures affectées pendant la durée d'une attaque varie suivant les cas. Le rhumatisme peut être partiel, mono-articulaire, comme dans le cas rapporté par Moreaud où le genou gauche seul avait été intéressé, ou bien il peut être plus ou moins généralisé. Mais, d'une façon générale, on peut dire que plus l'individu avance en âge et que les attaques se répètent, plus le nombre des articulations prises tend à diminuer.

La douleur, chez l'adulte, est le signe dominant dans le rhumatisme aigu ; elle est souvent intolérable, atroce dit Sydenham, et le moindre mouvement, la moindre pression exercée sur les jointures malades provoque une exacerbation des plus pénibles. Chez le vieillard, la douleur n'a plus le même caractère ; elle peut être quelquefois très vive, mais il est rare qu'elle présente ce degré d'acuité, et alors elle dure peu de temps. Le plus souvent, c'est une douleur modérée, très supportable, réveillée surtout par la pression ; elle n'est pas toujours continue ; elle n'apparaît parfois qu'à intervalles sous forme de lancées qui n'obligent pas le malade à garder le lit.

La chaleur existe le plus habituellement ; la température est de quelques dixièmes de degré plus élevée au niveau de l'articulation malade, qu'au niveau de l'articulation symétrique du côté sain.

La rougeur des téguments correspond à peu près aux limites de la synoviale malade. Mais elle peut être plus étendue, plus diffuse. Cette rougeur est quelquefois très atténuée ; il s'agit plutôt alors d'une coloration légèrement rosée ; elle peut même faire complètement défaut.

La tuméfaction est proportionnée à l'intensité de l'arthrite. Elle tient à la congestion des parties molles et à l'épanchement qui s'est produit dans la cavité de la synoviale. Le plus souvent cet épanchement est très modéré ; quelquefois il n'y a pas du tout de tuméfaction.

Symptômes généraux. — La fièvre est chez l'adulte un symptôme qui ne fait jamais défaut ; elle est en rapport habituel avec le nombre et la gravité des fluxions articulaires ainsi qu'avec le développement ou le progrès des complications viscérales. Cette fièvre qui peut être élevée et atteindre 40° n'a rien de cyclique. Revêtant rarement le type continu, elle présente des rémissions matinales variant entre 1° et 2°. Ce qu'il y a de particulier, chez les vieillards, c'est que les accidents fébriles qui accompagnent une attaque de rhumatisme sont ordinairement beaucoup moins prononcés. Ainsi, dans un cas de polyarthrite aiguë compliquée d'endocardite (obs. I) la température ne dépassa jamais 38° ; pendant plusieurs jours, au plus fort même des manifestations articulaires, elle se maintint le soir aux environs de 37°, 5 avec rémission matinale d'environ un degré. La fièvre peut même manquer quelquefois complètement pendant toute la durée de l'affection. Ceci ne tient pas à cette particularité que les lésions articulaires sont parfois légères ou insignifiantes, car même dans le cas où la maladie présente des manifestations relativement intenses, il peut y avoir absence absolue de réaction fébrile (obs. VII).

Le pouls est ordinairement accéléré, il bat en général

de 80 à 110 fois par minute. Il ne présente pas autrement des caractères bien particuliers, sauf dans le cas où il existe des cardiopathies aiguës ou des lésions chroniques du cœur qui déterminent alors des modifications qui leur sont propres.

Des sueurs peuvent s'observer à des époques variables de l'évolution de la maladie, et se produire aussi bien le jour que la nuit, mais elles sont loin d'être constantes.

L'albuminurie ne se trouve notée dans aucune des observations rapportées par Moreaud et par Féré ; il ne semble pas d'ailleurs que dans ces divers cas, on ait jamais examiné les urines. Mais dans l'observation I, nous voyons que la recherche de l'albumine, effectuée à diverses reprises, fut positive. Dans un autre cas de rhumatisme léger, sans complications, que nous avons pu observer, nous avons trouvé aussi des traces d'albumine.

Les troubles digestifs sont peu fréquents. La langue est saburrale ; l'appétit est très diminué et la constipation habituelle.

En résumé, le rhumatisme articulaire aigu chez le vieillard se différencie du rhumatisme aigu de l'adulte et, à ce titre, méritait une description symptomatique, recherchée vainement dans les auteurs.

CHAPITRE IV

───────

Complications

───────

L'agent pathogène du rhumatisme articulaire aigu ne borne pas toujours ses manifestations aux troubles articulaires ; il peut frapper l'appareil circulatoire, l'appareil respiratoire, le système nerveux cérébro-spinal, les voies digestives et urinaires, la peau et les organes des sens. Telle de ces déterminations, sur l'endocarde ou le péricarde par exemple, est si fréquente qu'elle peut passer pour une des manifestations régulières du rhumatisme aigu franc. C'est à Bouillaud que l'on doit d'avoir fixé les rapports des cardiopathies avec cette affection dans les deux fameuses lois de coïncidence :

1° Dans le rhumatisme articulaire aigu, violent, généralisé, la coïncidence d'une péricardite ou d'une endocardite est la règle, la loi ; la non-coïncidence, l'exception·

2° Dans le rhumatisme articulaire aigu, léger, partiel, apyrétique, la non-coïncidence est la règle, et la coïncidence, l'exception.

Ces deux lois, dit M. Œttinger, quoique trop absolues

peut-être, ne sont pas moins l'expression assez vraie de
l'immense majorité des cas, et l'on peut dire sans crainte
de se tromper, que chez la moitié des rhumatisants aigus
environ, le cœur est touché à un degré quelconque.

Pour ce qui est de la fréquence de l'endocardite et de la
péricardite, M. Œttinger en faisant la moyenne des diverses statistiques publiées en France et à l'étranger es-
time que l'endocardite s'observe dans environ 30 pour 100
des cas, la péricardite 10 pour 100 et l'endo-péricardite
15 fois environ sur 100 : mais il admet que ces propor-
tions n'ont qu'une valeur très relative, tant sont grandes
les divergences entre les différents auteurs. Cependant,
d'après la très grande majorité des auteurs on peut considérer l'endocardite comme étant notablement plus fréquente que la péricardite.

Ces considérations sur le rhumatisme cardiaque, vraies
chez l'adulte, le sont-elles encore dans l'âge sénile ?

D'une façon générale, on peut dire qu'à peu près toutes
les maladies aiguës, outre le caractère de la rareté, ont
encore à cette période de la vie un autre point commun,
c'est la faible réaction générale qu'elles déterminent dans
l'économie.

Les organes du vieillard, fatigués par un trop long
usage, trop souvent même par un exercice abusif, semblent être devenus égoïstes, et ne se révoltent plus comme
chez l'adulte, en présence de la souffrance d'un autre organe. Chez le vieillard, comme le dit Charcot : « les organes semblent rester indépendants les uns des autres,
et les diverses lésions, dont ils sont le siège, ne retentis-
sent guère sur l'ensemble de l'économie. »

Il semblerait donc, d'après ce que nous venons de dire,

que dans la vieillesse, le rhumatisme articulaire aigu doit rester limité aux articulations et que par suite les déterminations sur le cœur doivent être nulles ou insignifiantes. En est-il réellement ainsi ? Nous croyons que dans une certaine mesure le rhumatisme aigu fait exception à cette règle.

Si nous consultons le tableau suivant, que nous empruntons à Church (1) et qui nous indique le pourcentage des affections du cœur, suivant l'âge, dans la fièvre rhumatismale, nous voyons qu'au delà de 50 ans la proportion des manifestations cardiaques reste encore très élevée :

Age	Nombre de cas	Lésions cardiaques	Proportion 0/0
Au-dessous de 10 ans...	25	20	80
— 20 — ...	244	170	69
— 30 — ..	241	124	52
— 40 — ...	115	35	30
— 50 — ...	41	9	21
Au-dessus de 50 ans...	17	7	41

En ce qui concerne plus particulièrement les vieillards, sur les treize observations de rhumatisme que nous possédons, il y eut quatre fois des complications cardiaques ; elles sont donc loin d'être exclues chez le vieillard.

Sur ces quatre cas de cardiopathies nous notons trois péricardites pour une endocardite, c'est-à-dire tout le contraire de ce qu'on observe chez l'adulte. L'endocardite aiguë, en effet, peut être considérée comme tout à fait exceptionnelle chez le vieillard. (2)

------

(1) *Loc. cit.*

(2) Les divers auteurs qui se sont occupé des affections aiguës du cœur dans la vieillesse n'ont eu en vue que la péricardite, et malgré toutes nos recherches, nous n'avons pu retrouver un seul cas analogue

Consécutivement à la péricardite, nous devons signaler la prompte dégénérescence granulo-graisseuse du cœur, qui en est la conséquence directe. Cette dégénérescence peut être les résultats d'une myocardite aiguë due à la propagation d'une inflammation de voisinage comme cela s'observe chez l'adulte ; mais chez le vieillard, elle peut tenir à une autre cause. Le cœur, chez lui, normalement est plus ou moins surchargé de graisse ; sa fibre musculaire est dégénérée, sa circulation est imparfaite et les moyens de nutrition dont il dispose se trouvent considérablement diminués. On conçoit dès lors qu'une cause, si petite qu'elle soit, suffise pour achever l'œuvre que l'âge avait commencé ; or dans la péricardite, le muscle cardiaque, gêné dans ses mouvements par le fait des brides celluleuses qui oblitèrent la cavité du péricarde, ne peut suffire au surcroît de travail qu'il lui faut accomplir et subit la transformation granulo-graisseuse, par cette unique cause, l'épuisement.

Nous ferons encore remarquer que les lois de Bouillaud ne s'appliquent plus ici dans toute leur rigueur. Chez le vieillard, les complications du rhumatisme ne sont plus en raison directe de l'intensité de l'arthrite. En effet, si nous consultons nos observations, nous voyons qu'une polyarthrite fébrile légère, ou même qu'un rhumatisme mono-articulaire peut être suivi de lésions cardiaques graves. Par contre dans d'autres cas où il y eut des manifestations relativement intenses du côté des articulations, avec réaction fébrile, le cœur n'a pas été touché.

La date d'apparition de ces cardiopathies a été assez précoce. C'est durant la période d'état, pendant le pre-

mier ou le second septenaire de la maladie qu'elles ont
été appréciables.

Avant de terminer ces quelques considérations sur le
rhumatisme cardiaque, nous allons dire un mot de l'aspect sous lequel se présentent cliniquement les vieillards
atteints de ces affections aiguës du cœur.

Chez l'adulte la péricardite aiguë prend rarement une
allure bruyante, et si l'on doit en clinique faire la part de
l'inflammation de la séreuse elle-même, l'état du myocarde et les phénomènes nerveux réactionnels n'en ont
pas moins une grande importance dans l'appareil symptomatique de cette affection ; aussi existe-t-il toujours chez
l'adulte, même dans une péricardite à début insidieux, un
certain degré d'excitation, d'éréthisme cardiaque, suffi-
sant pour attirer l'attention. Chez le vieillard au contraire,
il n'en est plus ainsi ; le myocarde, il est vrai, paraît
hypertrophié par rapport à celui de l'adulte, mais il a à
lutter contre des obstacles qui croissent tous les jours ;
l'athérome artériel, la gêne de la circulation veineuse et
capillaire, la surcharge graisseuse, modifient peu à peu
l'intensité de son action, émoussent son activité dont ils
atténuent sans cesse les effets. Il perd ainsi progressive-
ment son excitabilité première, et les phénomènes inflammatoires qui, chez l'adulte, se traduisaient par des phénomènes d'excitation, se présentent au contraire, chez le
vieillard, sous les signes d'une adynamie parfois accentuée (Lejard).

Dans les trois observations de péricardite que nous possédons, nous trouvons indiqués quelques symptômes que
nous allons essayer de grouper ici :

Du côté de la respiration, il faut noter en même temps

qu'une accélération, de l'oppression, de la gêne et même de l'anxiété respiratoire, sans que l'auscultation et la percussion puissent révéler aucun signe de lésions pulmonaires. Il peut aussi exister une sensation de gêne ou même une douleur angoissante soit au niveau de la région précordiale, soit au niveau de l'épigastre.

Le cœur a tantôt une impulsion faible et irrégulière ; tantôt les battements sont précipités et tumultueux. Le frémissement cataire a été perçu une fois, et le bruit de frottement s'est présenté dans deux cas avec un caractère rude, rapeux, s'élevant parfois jusqu'à l'intensité du bruit du cuir neuf. Mais dans un cas (obs. VI) on ne trouva rien du côté du cœur qu'un peu de prolongement du premier bruit. La péricardite resta complètement latente et le malade succomba sans qu'aucun signe eût permis de la déceler.

Le pouls fort et régulier, quoique rapide, chez ce dernier malade, était chez les deux autres fréquent, petit, irrégulier, inégal, et intermittent.

Enfin au point de vue de l'état général, notons cette tendance habituelle à la prostration dont nous avons déjà parlé.

L'endocardite aiguë est, comme nous l'avons vu, une complication extrêmement rare. Nous n'en possédons qu'une seule observation (obs. I) qui nous a été communiquée par M. le professeur agrégé Parisot et qui concerne un vieillard de l'Hospice Saint-Julien, âgé de 75 ans. Cette endocardite se manifesta dès la fin de la première semaine d'une attaque rhumatismale. L'examen du cœur révéla un souffle au premier temps et à la pointe. Les battements étaient forts, mais irréguliers. Le pouls n'était pas très fréquent.

L'affection évolua au début sans troubles généraux bien apparents et le malade succomba quatre mois et demi après le début de son affection avec des phénomènes cardio pulmonaires.

Outre les déterminations du côté du cœur, le rhumatisme peut encore en produire du côté de la plèvre. Nous en possédons trois exemples (obs. II, III, IV); le premier concerne un homme âgé de 71 ans chez lequel survint une pleurésie droite au douzième jour de son rhumatisme; le second se rapporte à une femme âgée de 74 ans qui fut atteinte d'une pleurésie double environ vers le dixième jour; chez ces deux malades, il y avait eu coexistence d'une péricardite aiguë.

Le troisième cas est celui d'un homme âgé de 80 ans qui, au cours d'un rhumatisme léger, eût un épanchement du côté droit. Ce malade présenta plus tard, au cours d'une attaque ultérieure un purpura simplex qui siégeait aux deux jambes et à la partie interne et inférieure des cuisses.

A côté de l'épanchement qui survient, à titre de complication, dans le cours de la maladie, il peut arriver que le rhumatisme se localise d'emblée sur la plèvre, et produise une pleurésie rhumatismale sans douleurs articulaires concomitantes. Tel est le cas (obs. V) d'un vieillard de l'Hospice Saint-Julien, âgé de 65 ans, entré le 18 juin 1902 dans le service de M. le professeur agrégé Parisot. A l'âge de 55 ans, cet homme avait été atteint d'une polyarthrite aiguë rhumatismale qui l'avait tenu au lit pendant trois mois; mais depuis il n'avait pas éprouvé

de nouvelle atteinte. Au moment de son entrée à l'infirmerie, il ressentait un point douloureux au côté droit avec
frisson et sensation de fièvre. La température atteignait près
de 39°. Quelques jours plus tard, on constatait, au côté droit
de la poitrine, tous les signes d'un épanchement. Cette pleurésie s'accompagna d'une réaction fébrile assez intense,
mais à aucun moment il n'y eut de manifestation articulaires. L'examen minutieux de l'appareil respiratoire ne révéla
que des signes de bronchite et d'emphysème ; on ne trouva
ni tuberculose, ni aucune autre affection pulmonaire susceptible d'expliquer cette inflammation de la plèvre. La
recherche du bacille de Koch, dans les crachats, effectuée
à deux reprises différentes, resta négative.

Nous sommes donc parfaitement autorisé à croire,
étant donné ces faits, que nous nous sommes trouvé,
dans le cas particulier, en présence d'une pleurésie de
nature rhumatismale.

En ce qui concerne les autres manifestations du rhumatisme, telles que manifestations cérébrales, spinales, pulmonaires, névrites, phlébites, angines, etc., nous n'avons
pu trouver un seul fait de ce genre signalé chez des
vieillards.

CHAPITRE V

Evolution. — Pronostic. — Traitement

Le rhumatisme articulaire aigu, quel que soit l'âge où il se manifeste, a une marche essentiellement irrégulière, variable, mobile ; la maladie procède par poussées successives marquées par l'envahissement de jointures nouvelles ; quelquefois deux ou plusieurs jointures peuvent se prendre en même temps. L'affection évolue avec des amendements rapides, des aggravations imprévues, des exacerbations ou des rémissions qui font l'évolution du mal tout à fait désordonnée ou irrégulière.

La durée est très variable suivant les sujets et suivant les formes de la maladie. Dans les formes légères, la maladie peut évoluer rapidement et se terminer en huit jours. Dans les cas d'intensité moyenne la durée du mal ne dépasse pas quatre à cinq semaines, ce qui est la règle chez le vieillard. Cependant, quand il existe des lésions viscérales, cette durée peut être prolongée.

L'arthrite rhumatismale guérit d'ordinaire avec *restitutio ad integrum* de la fonction de la jointure. Cependant,

d'après certains auteurs, l'arthropathie pourrait passer
parfois à l'état chronique. Mais ce fait est loin d'être admis
par tous ; un grand nombre d'auteurs font une distinction
radicale entre la fièvre rhumatismale, maladie infectieuse,
et le rhumatisme déformant, maladie dyscrasique, de nutrition. Pour notre part, nous n'avons jamais observé un
seul cas où la polyarthrite aiguë ait abouti à la forme
chronique ; d'un autre côté, sur près de trois cents vieillards, examinés par nous dans le but de rechercher la re-
lation qui pouvait exister entre ces deux affections, nous
avons trouvé une vingtaine de rhumatisants chroniques ;
sur ce nombre, seule une femme de 70 ans avait eu une
légère attaque de rhumatisme aigu à l'âge de 30 ans. Encore son rhumatisme chronique avait-il débuté longtemps
après. Si donc l'arthrite déformante est susceptible de
succéder à la polyarthrite aiguë, le fait doit être peu
commun.

Le pronostic de la fièvre rhumatismale tire sa gravité,
chez le vieillard comme chez l'adulte, de l'absence ou de
l'existence des complications. Cependant dans certains cas,
dont nous possédons un exemple (Obs. VII), alors qu'il
n'existe aucune complication, l'affection peut prendre une
forme grave d'emblée ; le malade dont il s'agit, une femme
de 70 ans, tomba dans un état de prostration très grande
et finit par succomber. Mais la terminaison ordinaire de
l'attaque de rhumatisme est la guérison.

Il n'en est plus de même lorsqu'il existe des complications cardiaques. Le pronostic devient alors très grave.
Dans nos quatre cas de cardiopathie, la mort en a toujours
été la terminaison.

Quant au traitement, il n'offre rien de particulier chez

le vieillard. Les divers moyens à employer sont les mêmes
que chez l'adulte, au premier rang desquels se place le
médicament par excellence du rhumatisme, le salicylate
de soude.

CHAPITRE VI

Anatomie pathologique

Nous allons examiner, dans ce chapitre, les altérations pathologiques qui ont été constatées au niveau des
articulations et au niveau des séreuses cardiaques.

Les lésions anatomiques de l'arthrite rhumatismale
sont surtout et avant tout des lésions de congestion et
d'hypérhémie. C'est ce qu'on a noté, en effet, dans les
deux cas où l'examen des jointures malades a été pratiqué
(voir Obs. VI et VII). Du côté de la synoviale, c'est une
injection plus ou moins intense, de coloration rouge ou
violacée. Les franges synoviales peuvent aussi participer
à cette congestion. L'articulation est le siège d'un épanchement, constitué par un liquide filant, visqueux, plus
abondant qu'à l'état normal ; ce liquide avait une coloration légèrement rougeâtre. Nous attirons l'attention sur
l'intensité des lésions articulaires, décrites dans l'observation VII. Cette intensité s'est manifestée par la fausse
membrane trouvée dans le genou droit, et surtout par le
liquide sanguinolent et le sang qui remplissaient les arti-

culations et la gaine tendineuse de l'extenseur commun
des orteils. Nous retrouvons dans ces articulations et dans
cette gaine les altérations qui rappellent celles qui sont
décrites le plus souvent dans la péricardite hémorrhagique
des vieillards. Les caractères particuliers de ces lésions
sont sans doute déterminés par la nature du terrain sur
lequel elles se développent. Il s'agit là, en somme, d'un
fait de synovite rhumatismale hémorrhagique.

Il n'a été noté rien de spécial du côté des surfaces cartilagineuses ; elles paraissaient intactes ; elles étaient
lisses et présentaient leur couleur et leur consistance ha-
bituelles.

La phlegmasie rhumatismale des séreuses cardiaques se
localise, chez le vieillard, comme nous l'avons vu, presque
toujours sur le péricarde, et exceptionnellement sur l'endocarde.

Dans le cas unique d'endocardite que nous possédons
(voir Obs. I) les altérations ont été très nettes. La val-
vulve mitrale, sur sa face auriculaire, et les valvules sigmoïdes de l'aorte, sur leur face ventriculaire, ont été
touchées, comme cela se présente le plus fréquemment.
Au niveau de la valvule mitrale la lésion est accusée par
de petites granulations, d'un blanc nacré, situées tout le
long du bord libre de cette valvule. Les mêmes granulations existent sur la face ventriculaire des deux valves
sigmoïdes antérieures de l'aorte à 1 ou 2 millimètres au-
dessous de leur bord libre. La structure de l'endocarde, au
niveau de ce bourrelet de granulations est profondément modifiée. La couche sous-endothéliale, devenue
beaucoup plus épaisse, est constituée par des fibrilles conjonctives, des éléments cellulaires volumineux , et des

vaisseaux de nouvelle formation. Les granulations sont formées par du tissu embryonnaire nouveau. L'endothé-lium, tuméfié au voisinage de la lésion, par suite de la réaction inflammatoire, fait défaut, par endroits, au niveau même du bourrelet ; il existe là des points dénudés sur lesquels se trouvent de petits caillots fibrineux adhé-rents.

En somme le processus a présenté dans ce cas un degré d'acuité assez marqué.

La péricardite a affecté constamment la forme sèche. (Voir Obs. II, III, VI.) Cette péricardite sèche offre des lésions inflammatoires analogues à celles que l'on observe chez l'adulte ; suivant le siège de la lésion primordiale, si toutefois c'est une cause déterminante locale qui agit, l'inflammation débute par le feuillet pariétal ou le feuillet viscéral. D'ailleurs, quel que soit le feuillet primitive-ment atteint, les points correspondants du feuillet opposé s'enflamment bientôt par contact. Dès le début quelque-fois, ou plus tard, la péricardite se généralise, et l'on peut dans ce cas observer sur les deux feuillets une fausse membrane plus ou moins épaisse, villeuse, tomenteuse dont l'aspect a été caractérisé par une comparaison au-jourd'hui classique.

Nous ne nous arrêtons pas à décrire la pleurésie rhu-matismale, car elle ne paraît pas différer par ses lésions de toute autre pleurésie séro-fibrineuse aiguë.

OBSERVATION I

Due à l'obligeance de M. le professeur agrégé Parisot

Rhumatisme polyarticulaire aigu. — Endocardite aiguë. — Asystolie. — Mort au cinquième mois de l'attaque de rhumatisme. — Autopsie.

M., âgé de 75 ans, journalier, entre à l'infirmerie de l'hospice Saint-Julien le 15 décembre 1900.

A. H. — Père mort à 76 ans d'une pleurésie ou d'une affection aiguë des voies respiratoires. Mère morte à 76 ans, subitement, sur une route. A une seule sœur mariée, bien portante. Dans les antécédents héréditaires, on ne trouve ni rhumatisme ni aucune manifestation arthritique.

A. P. — Marié, trois enfants ; deux morts avant terme, un fils vivant et bien portant.

Vers l'âge de 16 ou 17 ans, a eu une fièvre qui a duré 4 mois, survenant chaque jour, tantôt le matin, tantôt l'après-midi, commençant par un frisson, suivie de sensation de chaleur et de transpirations.

A 20 ans a eu une pleurésie qui aurait duré 2 mois environ.

En 1876, est resté au lit 7 à 8 mois dans le service de M. le professeur Bernheim, pour une affection qui semble être du rhumatisme articulaire aigu. Le premier jour de la maladie, douleurs au membre inférieur droit ; le lendemain, au membre inférieur gauche ; le surlendemain aux deux épaules. Le malade éprouvait alors de fortes douleurs qui l'empêchaient de mouvoir les membres. Le malade dit que les douleurs qu'il ressentait à cette époque étaient beaucoup plus vives que celles d'aujourd'hui ; elles existaient dans tous les membres, et pas seulement aux articulations. Il ne se

Obs. I

Décembre 1900.
P.T.
m S
17 18 19 20 21 22 23 24 25 26 27 28 29 30 31 1 2 3 4 5 6 7 8 9 10
39°
120 38°
100 37°
80 36°
60 85°
(Température).
(Pouls).

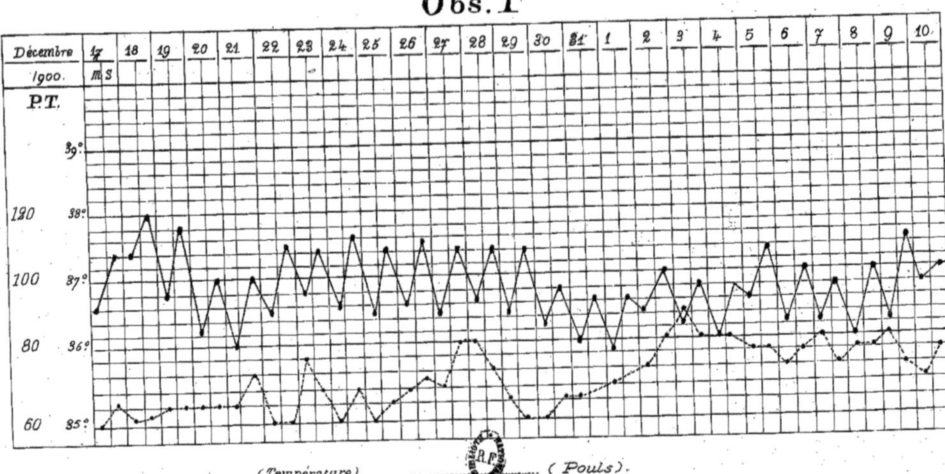

rappelle pas si les jointures étaient tuméfiées. Il finit par se remettre au bout de 7 à 8 mois.

En 1889, a eu encore de violentes douleurs dans les articulations, moins fortes cependant qu'en 1876. Trois mois à l'hôpital civil au service de M. le professeur Spillmann.

Entré le 14 mai 1889 à Saint-Julien en quittant l'hôpital. Depuis son entrée, en 1892, a eu une bronchite (épidémie de grippe).

Il y a trois ans, est venu à l'infirmerie pour des douleurs semblables à celles qu'il éprouve aujourd'hui et qui durèrent 3 semaines. Depuis a eu fréquemment de la bronchite.

Entré de nouveau à l'infirmerie le 15 novembre 1900. A ce moment on constate des signes d'emphysème et de bronchite.

Le malade quitte l'hospice, pendant trois semaines, pour soigner sa fille, et se fatigue beaucoup.

Le 12 décembre, il rentre à Saint-Julien dans l'après-midi. Il reste couché dans les dortoirs, toussant beaucoup et se plaignant d'une grande fatigue dans les membres. Il ne pouvait se remuer, éprouvant de la courbature généralisée.

Il se décide à entrer à l'infirmerie le 15 décembre. On ne constate que de la bronchite généralisée sans fièvre. Rien au cœur. Le malade dit ressentir de la douleur dans les mains. Il ne pouvait les remuer déjà depuis quelques jours avant son entrée ; mais à ce moment, on ne constatait aucun gonflement.

Le 17, douleurs dans les articulations métacarpo-phalangiennes du côté droit avec gonflement du dos de la main. T. s. 37°,4. — 2 grammes de salicylate de soude.

Le 18, on constate un gonflement de toute la main, avec élévation de la température locale. T. m. 37°,4. Le 18, au soir, le malade se plaint d'une douleur dans la main gauche. T. s. 38°.

Le 19. — Gonflement de la main gauche très manifeste. Douleurs entre les épaules et dans la région lombaire. T. m. 36°,9.— T. s. 37°,9.

Le 20. — La tuméfaction a beaucoup diminué à la main droite et aussi à la main gauche. La douleur est moindre. Les autres articulations sont libres. La douleur lombaire persiste. T. m. 36°,1. L'examen de l'appareil circulatoire montre que le cœur est hypertrophié ; les battements sont forts, mais irréguliers. Souffle au premier temps, à la pointe. Les artères radiales sont dures, les temporales sinueuses. Pouls, 64.— Du côté de l'appareil respiratoire, on ne constate que des signes d'emphysème et de bronchite. — Les urines sont assez abondantes mais troubles. Dépôt blanchâtre, abondant, ne contenant pas de pus, ne se dissolvant pas par la chaleur, faisant effervescence avec l'acide acétique. Pas d'albumine. Langue sale. Inappétence. Constipation. Sur les membres inférieurs, on constate des traces d'anciens ulcères. Pas de ganglions, pas de traînées de lymphite.

Le 21. — La tuméfaction de la main droite et de la main gauche a diminué ; les poignets sont encore sensibles. Douleur costale des deux côtés à la base du thorax.

Le 22. — Douleur à la nuque. Ne peut tourner la tête, elle semble soudée au thorax. Se plaint également de douleur au genou gauche, surtout en arrière dans le creux poplité. Craquements dans le genou. Douleur à la pression également au mollet gauche. Cette douleur dans le genou existe sous forme de lancées qui ne sont pas constantes.

Le 23. — Douleur névralgique intercostale très nette à la base du thorax à droite.

Le 24. — Douleur intercostale moins forte. Il n'existe plus de douleur aux mains, sauf aux poignets quand le malade fait un effort pour se soulever. La douleur persiste au niveau du cou.

Le 25. — La douleur aux poignets a diminué ; elle persiste à la nuque. Urines, 2.250 cm.^{3} — densité, 1012 ; petite quantité d'albumine.

Le 26. — Les poignets sont tuméfiés et douloureux.

Le 27. — Oppression pendant la nuit. Même état des articulations.

Le 28. — Poignet gauche désenflé ; le poignet droit est encore douloureux et tuméfié ; la douleur à la nuque est moins forte. Douleur dans les deux épaules, surtout à droite. Bronchite. Urines troubles ; petite quantité d'albumine.

Le 30. — Les douleurs ont diminué ; au poignet droit il y a encore un peu de tuméfaction. La bronchite va beaucoup mieux.

1er janvier 1901. — Le malade se plaint de nouveau de douleur au poignet, à l'épaule, ainsi que d'une douleur générale dans le bras droit ; ces articulations sont tuméfiées. Il existe toujours de la névralgie intercostale. — Potion avec 2 gr. de salicylate de soude.

Le 2. — Même état des articulations. Un peu d'œdème des membres inférieurs. Nouvelle poussée de bronchite.

Le 4. — Moins de râles de bronchite. Se plaint de douleurs dans les membres supérieurs ; un peu de tuméfaction aux poignets.

Le 5. — Même état. Se plaint parfois de douleurs spontanées dans les membres supérieurs ; toujours de la bronchite.

Le 8. — Douleur dans l'épaule droite à l'occasion d'un mouvement. Les doigts sont raides ; douleur quand il s'appuie sur le bras droit.

Le 9. — Le poignet droit est tuméfié, douloureux et rouge ce matin. Augmentation de la température locale. Les mouvements du coude et de l'épaule sont également douloureux ; le coude est aussi plus chaud. Potion avec 4 gr. de salicylate de soude.

Le 10. — Même état qui dure plusieurs jours. L'analyse des urines, pratiquée par M. le professeur agrégé Guérin, au laboratoire des cliniques, donne les résultats suivants :

Urines des 24 heures : 1.400 centimètres cubes.

Couleur : jaune.

Réaction : alcaline.

Dépôts : très abondants.

Examen microscopique : grande quantité de phosphate ammoniaco-magnésien ; corpuscules muqueux.

	Les urines contiennent par litre	Les urines des 24 h. contiennent
	GRAMMES	GRAMMES
Urée.	8,75	12,25
Acide urique.	0,330	0,462
Azote total exprimé en urée.	12,44	17,41
Albumine	traces	traces

Le 22. — Le poignet gauche est tuméfié et douloureux. — 2 grammes de salicylate de soude. — T. m. 37° ; T. s. 37°5.

A partir du 22 janvier, les manifestations articulaires ont été peu à peu en se dissipant, et au mois de février on ne constatait plus rien. Au mois de mars, le malade a pu sortir en ville à deux reprises différentes. Au commencement d'avril, on note quelques signes de bronchite.

Le 15 avril, le malade se plaint d'étouffement toute la journée. Pendant la nuit, il a eu une crise de dyspnée. On entend des ronchus et des sibilances disséminés. Pas de fièvre. Les signes cardiaques persistent. Les jours suivants, les membres inférieurs s'œdématient, les urines deviennent rares, denses, en un mot, on constate tous les signes de l'asystolie contre lesquels la digitale n'agit plus cette fois. Le malade perd complètement l'appétit, se plaint d'étouffement, est dans l'orthopnée jour et nuit et succombe le 1er mai.

Autopsie. — Cœur : augmenté de volume ; poids : 450 gr.

Dimensions : largeur maxima, 12 cent. ; hauteur totale, 15 cent. ; hauteur ventriculaire en arrière, 10 cent. ; largeur du ventricule gauche 7 cent. Hypertrophie concentrique notable du ventricule gauche. Dilatation appréciable de l'oreillette droite ; légère dilatation du ventricule droit. Surcharge graisseuse très notable prédominant au niveau des sillons auriculo-ventriculaires, le long des coronaires et couvrant également l'origine de l'aorte. Au niveau de la région apexienne, petite plaque de péricardite, de la largeur d'une pièce de deux francs, au niveau de laquelle les deux feuillets du péricarde étaient adhérents.

A l'ouverture du cœur, on ne constate rien d'anormal du côté des parois auriculaires ; les parois du ventricule gauche ont une épaisseur de 2 cent. 1/2 ; le cœur n'est pas dégénéré. Lorsqu'on examine la valvule mitrale par sa face supérieure, on remarque que les valves sont rétractées, mais ce qu'il y a de plus caractéristique, c'est que tout le long du bord libre de cette valvule, à 1 ou 2^{mm} au-dessus de l'attache des cordages tendineux, existe un petit cordon sinueux qui court tout autour de l'orifice mitral et qui est formé par une série de petites granulations d'un blanc nacré ayant l'aspect de petites perles. L'examen du ventricule droit ne montre aucune lésion ; les valvules sont saines.

Du côté de l'orifice aortique, les valvules sont légèrement épaissies, mais suffisantes. On constate sur la face ventriculaire des deux valves sigmoïdes antérieures, à 1 ou 2^{mm} au-dessous de leur bord libre, un bourrelet de petites granulations identiques à celles notées au niveau de l'orifice mitral. L'origine de l'aorte est un peu dilatée, et sa surface interne présente quelques petits nodules de dégénérescence graisseuse. Les valvules sigmoïdes de la pulmonaire sont libres et souples.

L'examen histologique de ces lésions d'endocardite valvu-

laire a été pratiqué par M. le Dr Hoche, chef des travaux d'a-
natomie pathologique, qui a bien voulu nous communiquer
la note suivante :

« L'examen a porté sur des coupes des valvules mitrales et
aortiques au niveau des granulations remarquées sur la face
supérieure ou inférieure de ces valvules. Les coupes ont été
orientées perpendiculairement à la surface de ces valvules,
dans un direction radiale par rapport à l'orifice intéressé.

Sur les valves de la mitrale, les granulations formaient un
bourrelet à 1 ou 2 mm. au-dessus du bord libre de la valvule.
C'est au niveau de ce point que les lésions histologiques se
sont montré les plus avancées. Comme substratum, on
avait le corps même de la valvule formé en très grande partie de tractus fibreux ondulés comportant dans leurs inters-
tices les corps cellulaires fixes du tissu conjonctif et quelques
faisceaux de tissu élastique. Ces divers éléments à la base
de la valvule, se condensaient en un faisceau très volumineux fibro-élastique, qui se dissociait ensuite dans les parois
de l'oreillette et du ventricule, au milieu des fibres muscu-
laires de ces parois. Quelques vaisseaux se distinguaient
principalement vers la base de la valvule.

Ce substratum valvulaire ainsi décrit correspond à la structure normale. Dans le cas particulier, outre une plus grande
richesse en fibres conjonctives qui occasionnaient l'épaissis-
sement de la valvule, il y avait des amas de cellules arrondies
ou légèrement fusiformes disséminées au milieu des faisceaux
fibreux. Quelques lacunes vasculaires contenaient outre des
globules rouges, une grande quantité de leucocytes.

Les lésions les plus intéressantes portaient sur l'endocarde.
Normalement ce revêtement est constitué par une couche ba-
sale amorphe revêtue d'un endothélium. Ici on trouve cette
structure complètement et profondément modifiée. La couche

sous-endothéliale, émanation du tissu conjonctif sous-jacent, devient beaucoup plus épaisse ; des fibrilles conjonctives s'y dessinent ; on y rencontre des éléments cellulaires volumineux, et des vaisseaux de nouvelle formation. Par places, là où le processus semble avoir plus d'acuité, il y a une infiltration embryonnaire très abondante.

L'endothélium ne recouvre pas complètement la surface valvulaire ; loin de la lésion on le trouve normal, puis au fur et à mesure qu'on se rapproche, on le voit tuméfié, en partie soulevé, avec des noyaux très apparents ; quelquefois même un ou deux noyaux se voient dans une seule cellule. Au niveau même du bourrelet, l'épithélium existe encore en partie, mais par endroits, il y a des points dénudés, et à ce niveau se trouve un petit caillot fibrineux adhérent.

Diverses colorations spéciales, violet de méthyle, bleu de méthyle, rouge de Ziehl, etc., n'ont pu déceler aucune bactérie dans les coupes histologiques ».

L'autopsie permit encore de constater un litre de sérosité environ dans les deux plèvres sans fausses membranes. Les poumons étaient œdémateux, congestionnés à la base avec quelques petits nodules de broncho-pneumonie. Foie dégénéré. Reins petits, scléreux, kystiques.

<h3 align="center">OBSERVATION II (résumée)</h3>

Moreaud. — Thèse de Paris, 1874.

Rhumatisme polyarticulaire. — Péricardite d'abord aiguë, puis chronique. — Pleurésie droite. — Mort au quatrième mois de l'attaque rhumatismale. — Autopsie.

B..., âgé de 71 ans, entré le 13 juin 1865 à l'infirmerie de l'hospice des Ménages, fut atteint pour la première fois, en

1848, d'une attaque de rhumatisme articulaire aigu, qui dura à peu près un mois. Cette maladie ne laissa à sa suite ni battements de cœur, ni gêne de la respiration. Ce vieillard est d'une constitution vigoureuse et se porte habituellement bien. Il n'a pas éprouvé de nouvelles attaques de rhumatisme.

Il y a huit jours, le malade a été pris, à la suite d'une promenade à pied, de fièvre, de gonflement aux cous-de-pied, aux genoux et aux poignets. Trois jours après le début de la maladie, on constatait une fièvre ardente avec des signes d'arthrite rhumatismale dans les articulations sus-indiquées. Le pouls était fréquent, élevé et régulier ; il n'existait aucune complication appréciable du côté du cœur.

Le 14 juin, 12e jour de la maladie, il y avait une accélération insolite des mouvements respiratoires (22 respirations par minute) ; chaleur élevée de la peau ; pouls irrégulier, inégal, intermittent ; battements du cœur tumultueux ; choc de la pointe à trois travers de doigt au dessous et à un travers de doigt en dedans du mamelon. Matité précordiale normale ; pas de frémissement cataire. On perçoit à la pointe et vers la partie moyenne, mais non constamment, un bruit de souffle très court qui se rapproche, par ses caractères, du frotte ment péricardique On entend aussi, de temps en temps, une sorte de frou-frou superficiel qui paraît avoir son siège dans le péricarde. Diminution légère de la sonorité, à droite, en arrière. Rien du côté de l'appareil pulmonaire. Pas de troubles cérébraux.

Le 15. — Hier et avant-hier, vers midi, le malade a eu une sorte d'accès fébrile caractérisé par un malaise plus grand, par de la rougeur, de la chaleur, et un délire tranquille, accompagné de somnolence.

L'accès d'hier a été moins violent que celui d'avant-hier. Pouls 96, de plus en plus inégal, irrégulier et intermittent. Battements du cœur confus, tumultueux, sourds et éloignés

de l'oreille. Submatité à la base droite avec quelques craquements pleuraux. Langue blanche, saburrale, constipation.
Un peu moins d'anxiété respiratoire. Toux modérée, expectoration muqueuse ; pas de râles dans la poitrine. Pas de gêne
de la circulation veineuse.

Le 17. — Depuis deux jours, amélioration notable. Pouls
116, inégal, intermittent, très irrégulier. Anxiété respiratoire, toux et expectoration moindres. Les douleurs dans les
jointures ont beaucoup diminué. Froissements superficiels
voilant les bruits du cœur qui sont sourds et ne paraissent
pas accompagnés de souffle. Véritable frottement péricardique à deux travers de doigt en dedans du mamelon et à la
pointe. Ce bruit s'exagère lorsqu'on appuie fortement la tête
sur la paroi thoracique.

Le 20. — Pouls 128, toujours inégal, intermittent et faible.
Pas de gêne de la circulation veineuse. Respiration précipitée, mais peu anxieuse ; quelques râles dans la poitrine ; peu
d'épanchement.

Pendant les mois de juillet, août et septembre, les accidents inflammatoires du cœur diminuèrent peu à peu ; mais
les désordres locaux et généraux inhérents à la maladie du
cœur augmentèrent progressivement. Il survint de l'œdème
aux extrémités inférieures et de l'ascite dans l'abdomen. Les
forces s'affaiblirent peu à peu ; mais le malade ne présenta
dans cet intervalle aucune complication pulmonaire, céré-
brale, hémorrhagique ou gangréneuse.

Le 16 octobre. — Anxiété respiratoire excessive, se mani-
festant par crises toutes les deux ou trois minutes. Etat semi-
comateux. Pouls toujours très irrégulier, intermittent et
faible. — Bruits du cœur très tumultueux au milieu desquels
il est difficile de percevoir les claquements normaux. Profondément on entend un bruit de souffle rude, râpeux, systolique ayant son maximum à la pointe ; sous le sternum il

4

existe un bruit confus et faible de frottement péricardique.

Les jours suivants, l'état de ce malade empire progressive-ment ; coma presque continuel. Œdème considérable des ex-trémités inférieures. Mort le 22 octobre.

Autopsie. — Le cœur et le péricarde sont unis dans toute leur étendue par des adhérences celluleuses, minces, peu résistantes, qui laissent assez facilement émuclèer l'organe de sa poche fibreuse. Il en résulte que la cavité du péricarde est complètement effacée. Ses parois un peu plus épaisses qu'à l'état normal, ont néanmoins conservé leur souplesse et n'ont point subi la transformation fibreuse. Le cœur a deux fois et demie à peu près son volume normal. Il est mou et affaissé sur lui-même ; ses parois sont amincies, molles, n'of-frent aucune résistance et présentent à la coupe ou à la dé-chirure sur un fond rouge pâle des stries et des plaques jaunes. Les orifices sont très libres, les valvules sont souples et suffisantes tant à droite qu'à gauche. Dans les deux plè-vres épanchement considérable de sérosité, sans fausses membranes.

OBSERVATION III (Résumée)

Moreaud. — *Loc. cit.*

Rhumatisme mono-articulaire. — Péricardite aiguë. — Pleurésie double. — Mort au bout de six jours. — Autopsie

Mme M..., 84 ans, entrée à l'infirmerie de l'hospice de Ménages le 1er juin 1864. Constitution forte, bonne santé habituelle. Elle n'est pas sujette à des maladies thoraciques, pulmonaires ou cardiaques. Aucune maladie diathésique héréditaire ou acquise, ni goutte, ni rhumatisme.

Il y a trois semaines, à la suite d'une très longue course à pied, elle fut prise d'un malaise général, avec perte d'appétit, soif, affaiblissement, nausées, vomissements, puis survint une grande gêne de la respiration, sans toux, ni palpitations. Il y a quatre ou cinq jours, elle a éprouvé pour la première fois, un gonflement et une douleur dans le genou gauche, exaspérée par la pression, et de nature évidemment rhumatismale.

4 juin. — On constate l'état suivant :

Douleur gravative et angoissante au niveau du creux épigastrique. Respiration anxieuse, précipitée ; toux sèche, chaleur un peu fébrile. Pouls excessivement irrégulier, inégal, faible et intermittent. Pas de troubles de la circulation veineuse ; pas d'œdème des extrémités inférieures. Soif très vive, langue blanche, inappétence, constipation. Matité précordiale légèrement augmentée et sans résistance notable au doigt, frémissement cataire superficiel à la pointe, impulsion du cœur peu énergique et irrégulière. Frottement péricardique dans toute l'étendue de la région précordiale, rude, rapeux, et ayant son maximum à la pointe, s'élevant parfois jusqu'à l'intensité du bruit du cuir neuf. Derrière lui on ne peut percevoir aucune trace du bruit anormal des orifices. Respiration normale des deux côtés ; rien dans les plèvres.

Le 5. — L'oppression a augmenté, la malade a eu plusieurs accès de suffocation avec menace de syncope. Les extrémités se refroidissent, le pouls est excessivement petit, irrégulier intermittent. Battements du cœur précipités et tumultueux ; face pâle, non cyanosée ; gonflement modéré des veines du cou ; commencement de sueurs froides. Aux deux bases en arrière, matité avec résistance au doigt, occupant le tiers inférieur, sans souffle et sans râles.

Le 7. — Algidité progressive ; sueurs froides ; angoisse respiratoire. Action du cœur de plus en plus faible et irrégulière. Matité aux deux bases, avec souffle voilé et égophonie. Etat parfait des facultés intellectuelles.

Le 8. — Nuit assez calme, soif vive, refroidissement des extrémités. Pouls extrêmement irrégulier et inégal, respiration précipitée et incomplète. Pas d'œdème des extrémités inférieures, ni d'ascite, ni de gonflement du foie. Il n'existe aucun signe d'épanchement dans le péricarde ; le frottement a un peu diminué. Les claquements valvulaires sont nets et secs, sans souffle. Matité absolue en arrière et à droite, remontant jusqu'à l'épine du scapulum ; à gauche, matité de même nature, remontant jusqu'à la pointe de l'omoplate. Souffle voilé, pleurétique, et égophonie des deux côtés. Aucun signe de pneumonie, ni de catarrhe. La douleur rhumatismale du genou a disparu. Mort dans la soirée.

Autopsie. — Cœur : situation normale, il est considérablement augmenté de volume ; on ne perçoit pas de fluctuation dans le péricarde. En ouvrant ce sac, on constate, sur ses deux surfaces, l'existence de fausses membranes sèches, molles, de récente formation, remarquables par l'aspect glaireux et rugueux de leur surface libre. Pas une goutte de sérosité dans le sac. Les fausses membranes sont accumulées surtout à la face antérieure du cœur, sur son bord droit et à sa pointe ; elles donnent au doigt la sensation de rudesse de la langue de chat. Tout à fait à la base et en arrière quelques brides celluleuses récentes s'étendent entre les surfaces opposées du péricarde. Ces fausses membranes ont 1 millimètre à peu près d'épaisseur.

Le tissu musculaire du cœur est congestionné, ramolli, et ses fibres d'un rouge jaunâtre présentent par place des traînées de couleur jaune indiquant la transformation graisseuse. L'endocarde est parfaitement sain ; aucune trace inflammatoire dans les cavités du cœur.

Dans les deux plèvres, épanchement de sérosité citrine, pouvant s'élever à 2 litres pour chaque plèvre ; dépôts pseudo-membraneux récents établissant des adhérences lâches et celluleuses entre les poumons et la paroi thoracique.

OBSERVATION IV

Recueillie dans le service de M. le professeur agrégé PARISOT.

Rhumatisme polyarticulaire léger. — Pleurésie droite. — Purpura.

V..., âgé de 80 ans, scieur de long.

A. H... — Parents morts très vieux ; n'avaient jamais eu ni goutte, ni rhumatismes.

A. P. — A été en Afrique. et pendant 20 ans, a eu les fiè-vres paludéennes. Actuellement, une ou deux fois par an, le malade éprouve encore de la fièvre. Il a eu également la dysenterie. Accuse des antécédents éthyliques.

Vers l'âge de 17 ans, pendant deux ans environ, aurait eu une affection articulaire qui nécessita l'application de pointes de feu.

A l'âge de 50 ans a eu une attaque de rhumatisme articulaire aigu. L'affection avait débuté par les genoux ; ils étaient rouges, enflés et très douloureux. Deux ou trois jours après, douleur dans les articulations de l'épaule, du coude et du poignet du côté droit ; il existait en même temps de la rougeur et de la tuméfaction. Le malade a été soigné à ce moment à l'hôpital Saint-Charles. Il serait resté au lit pendant 6 mois avec de la fièvre, dit-il, pendant deux mois.

Il entre à l'hôpital Saint-Julien le 3 juillet 1900, et le 24 novembre de la même année, il vient à l'infirmerie à cause d'une luxation de l'épaule droite qui date de trois mois. Cette luxation a été réduite, mais il éprouve pendant quelque temps de fortes douleurs dans l'épaule et le bras dues probablement à des compressions nerveuses. Il se plaint aussi de céphalée et surtout de vertiges. Quelques jours après son entrée, il est atteint d'une crise d'angine de poitrine et l'examen du cœur révèle une insuffisance mitrale. Le cœur

est fortement hypertrophié et à la palpation on perçoit un
frémissement présystolique à la pointe. Il existe un souffle
systolique, très fort, à la pointe et se propageant vers l'aisselle.
Les artères radiales sont dures, les temporales sont sinueuses.
Cercle sénile très prononcé. L'auscultation du poumon ne
révèle que des signes d'emphysème.

28 mai 1901. — Le malade se plaint d'une douleur au niveau du coude et de la main gauche mais il n'existe ni rougeur, ni gonflement. Le lendemain douleur au niveau du
genou et du cou-de pied du côté gauche ; il existe une légère rougeur, mais peu de tuméfaction ; la douleur très modérée existe surtout à la pression.

1er juin. — Le malade se plaint toujours des mêmes articulations ; aucune articulation nouvelle n'est touchée. Depuis
hier soir point de côté à droite au niveau du 5e espace inter-
costal en avant. On constate qu'il existe de la matité à la
base droite. A l'auscultation on perçoit les signes d'une pleurésie ; abolition du murmure vésiculaire à la base ; léger
souffle pleurétique, égophonie. L'épanchement est peu considérable. Il existe un léger mouvement fébrile.

Cet état dure quelques jours, sans aggravation, et le 5 juin
on constate que l'épanchement a diminué et que les douleurs
articulaires ont presque disparu. Le 10 juin il n'existait plus
rien du côté des articulations, mais l'épanchement persista
jusqu'à la fin de juin.

28 février 1902. — Le malade se plaint de douleurs dans
les épaules, les coudes, les poignets, et au niveau des articulations métacarpo-phalangiennes, mais il n'y a ni rougeur,
ni gonflement. Il existe une éruption purpurique très intense
aux deux jambes et à la partie interne et inférieure des
cuisses. Les cous-de-pied sont un peu tuméfiés et la douleur
est assez vive lorsqu'on presse sur les malléoles. Il n'y a pas
de fièvre. Pas de sueurs. Rien du côté de l'appareil pulmonaire.

Les jours suivants, les douleurs vont en s'atténuant, mais le purpura persiste pendant longtemps.

5 mai 1902. — Le malade ressent depuis trois jours des douleurs dans l'épaule et le coude du côté droit ; il ne peut lever le bras ; mais il n'y a ni rougeur, ni gonflement. Le purpura persiste toujours aux membres inférieurs.

8 mai. — Douleur et légère tuméfaction au niveau du genou et du cou de pied du côté gauche. Pas de fièvre. Rien aux poumons. Le 10 mai, il survient une otite moyenne suppurée de l'oreille gauche. Les manifestations articulaires ont disparu. Il existe toujours quelques taches purpuriques.

OBSERVATION V

Recueillie dans le service de M. le Professeur agrégé PARISOT

Pleurésie Rhumatismale

H..., âgé de 65 ans, plombier. — Rien de particulier à noter dans ses antécédents héréditaires.

A. P. — A été atteint de rhumatisme articulaire aigu à l'âge de 54 ou 55 ans. La douleur débuta par le genou gauche ; le genou était tuméfié et rouge. Au bout de 4 à 5 jours la douleur apparut au niveau des articulations tibio-tarsienne et coxo-fémorale du même côté, accompagnée de rougeur et de tuméfaction. Le genou droit fut ensuite atteint ; durée 7 à 8 jours. Le malade resta tranquille, sans inflammation, pendant une dizaine de jours, puis les mêmes articulations furent touchées de nouveau dans le même ordre ; l'épaule, le coude, et le poignet du côté gauche se prirent ensuite successivement ; ces jointures étaient très douloureuses, le malade ne pouvait faire le moindre mouvement ; elles étaient rouges, chaudes et tuméfiées. Le malade resta au lit pendant trois mois, avec de la fièvre, dit-il, pendant un mois.

Depuis il n'a pas eu de nouvelle atteinte. Avant comme après son attaque de rhumatisme, jusqu'à son entrée à l'hospice St-Julien, en 1900 il exerçait le métier de plombier, travaillant souvent dans les puits avec des vêtements constamment mouillés.

Maladie actuelle. — Le malade entre à l'infirmerie le 18 juin 1902 ; depuis le matin il avait un point douloureux au côté droit, accompagné de frissons et de sensation de fièvre. Au moment de son entrée, on ne constate que des signes de bronchite et d'emphysème ; il existe du côté droit une diminution de la sonorité dans les trois derniers espaces intercostaux en arrière, mais il n'y a ni souffle, ni râles sous-crépitants. La température était à 38°,8. Le lendemain et pendant quelques jours la fièvre tomba complètement.

23 juin. — La veille au soir, le malade a eu un fort frisson ; se plaint d'un point douloureux au côté droit et d'un peu d'oppression ; la respiration est accélérée. On constate les signes suivants : matité à la base droite dans les cinq derniers espaces ; diminution notable du murmure vésiculaire à ce niveau ; souffle pleurétique à l'angle de l'omoplate, voix nasonnée. — Les bruits du cœur sont réguliers ; le deuxième temps est un peu éclatant, pas de souffle. Les artères radiales sont dures ; le pouls est à 80, régulier, égal. — Langue saburrale — anorexie — constipation — T. s = 38°.

26 juin. — Matité à la base droite remontant jusqu'à l'angle de l'omoplate ; lorsque le malade est couché, il y a de la sonorité en avant dans les cinq premiers espaces intercostaux droits et de la matité au sixième ; mais quand il est assis il existe une matité très nette au niveau du 4ᵉ et du 5ᵉ espace. Souffle pleurétique à l'angle de l'omoplate, égophonie ; abolition du murmure vésiculaire à la base droite. — Bronchite et

Obs. V

Juin
18 19 20 21 22 23 24 25 26 27 28 29 30 1er 2 3 4 5 6 7 8 9
RPT
40°
39°
60 . 120 38°
50 . 100 37°
40 . 80 36°
30 . 60 35°
20 . 40
(Température) .... (Pouls) ,_ _ _ _ _(Respiration)._ _

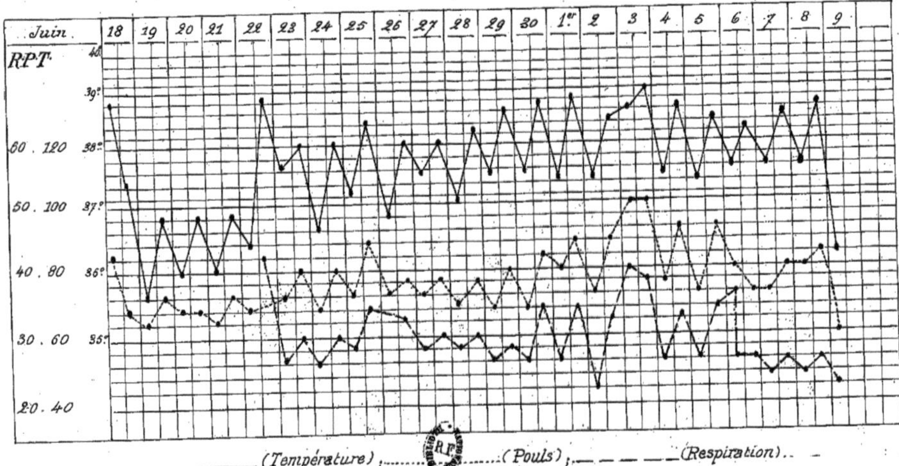

emphysème ; aucun signe de tuberculose. L'examen bactériologique des crachats ne révèle pas de bacilles de Koch. — Aucune douleur au niveau des articulations. — Rien de particulier du côté des autres appareils. Ts $= 38°$. — Potion avec
2 gr. de salicylate de soude.

28 juin. — Même état ; l'épanchement n'a pas augmenté·
Tm, 37° — Ts. $= 38°, 2$.

3 juillet. — La matité remonte toujours jusqu'à l'angle de
l'omoplate ; souffle doux à ce niveau, voix chevrotante. Le
foie déborde les fausses côtes d'un travers de doigt environ.
L'épanchement est toujours mobile.

Le malade se plaint d'une certaine oppression ; la respiration est fréquente ; 40 respirations par minute. Du côté gauche
de la poitrine, on ne constate que des signes de bronchite de
d'emphysème. Les bruits du cœur sont nets ; le pouls est
assez fort, régulier, égal mais rapide ; 100 pulsations. Ts.
$= 39°$. — Potion avec 4 gr. de salicylate de soude.

8 juillet. — Matité à la base droite dans les cinq derniers
espaces ; en avant sonorité au cinquième espace quand le
malade est couché, diminution de la sonorité quand il est
assis alors qu'auparavant ou avait une matité compacte. A
l'auscultation, on entend du côté droit des frottements pleuraux très nets commençant à partir de l'angle de l'omoplate
jusqu'à quatre travers de doigt au-dessous ; pas d'égophonie ;
l'épanchement a donc diminué ; une ponction exploratrice
ramène un liquide transparent et citrin. Le malade respire
plus facilement, il n'a plus d'oppression. Le pouls est à 80, régulier égal. N'a jamais éprouvé aucune douleur dans les jointures. Rien de spécial à noter en ce qui concerne les autres
appareils. La recherche du bacille de Koch dans les crachats
reste négative. T m. 37°, 5 — T s. 38°, 7.

Le malade est en cours de traitement.

OBSERVATION VI (résumée).

FÉRÉ. — *In Revue de Médecine*, 1882.

**Rhumatisme polyarticulaire aigu. Péricardite aiguë. — Mort
deux mois et demi après le début du rhumatisme. —
Autopsie.**

F...., âgé de 75 ans, entré à l'infirmerie (Hospice général
de Rouen) le 30 mai 1862.

Cet homme avait toujours été d'une très bonne santé toute
sa vie. Il avait été ouvrier teinturier depuis l'âge de vingt-
neuf ans jusqu'à son entrée à l'hospice, où il fut admis en
1859 pour son grand âge. Il y a dix mois, il avait eu des douleurs articulaires mais sans rougeur ni gonflement, qui avaient
cédé à six bains aromatiques.

Huit jours avant son entrée il fut pris de douleurs articulaires, avec rougeur et gonflement du pied, douleurs lan-
cinantes.

A son entrée, il avait un gonflement œdémateux de la face
dorsale du pied gauche, avec rougeur assez vive au niveau des
articulations tibiale, tibio-astragalienne et tarso-métatar-
sienne. Douleurs dans le pied droit et dans le poignet du
même côté, sans gonflement ni rougeur. Gonflement et rougeur peu intenses des deux genoux. Pouls assez développé,
à 96, régulier. Pas de matité exagérée à la région précordiale ; léger souffle après le premier bruit.

31 mai. — Même état des articulations du pied gauche et
des deux genoux ; gonflement et rougeur de l'articulation
tibio-tarsienne droite et de l'articulation radio-carpienne du
même côté. Pouls à 96, régulier ; rien du côté du cœur, si ce
n'est que le premier bruit est un peu prolongé ; peau
chaude. Sonorité de la poitrine normale. Langue sèche,
recouverte d'un enduit jaunâtre et épais. Constipation.

1er juin. — Rougeur du pied droit et des deux genoux

beaucoup moindre ; même état du pied droit et du poignet du même côté. Rougeur et gonflement de l'articulation méta-carpo-phalangienne du petit doigt et du médius, ainsi que de l'articulation de la première et de la deuxième phalange du petit doigt et du pouce. Toux plus intense qu'hier. Même état du pouls.

2 juin.— Rougeur des genoux à peine appréciable. Absence de douleur. Un peu de rougeur du poignet droit. Douleur dans les coudes sans rougeur ni gonflement. Même état des pieds. 96 pulsations. Persistance de la toux.

3 juin. — Il n'y a plus rien au poignet, au pied droit, ni aux genoux. Même état des articulations du pied gauche. Même état de la circulation.

4 juin. — Diminution considérable du gonflement du pied gauche, qui est à peine sensible ; la rougeur est limitée au côté externe de l'articulation tibio-tarsienne. Langue moins épaisse.

5 juin. — Raideur et sensibilité dans les deux derniers doigts de la main gauche.

7 juin. — Depuis hier soir, il est revenu de la rougeur et du gonflement dans le poignet droit qui est à demi-fléchi ; l'ex-tension y est impossible. Pouls à 92.

9 juin. — Gonflement œdémateux et rongeur de la partie externe des genoux. Même état du poignet droit. Douleur dans le coude du même côté.

11 juin. — Même état des genoux, la rougeur et le gonfle-ment du poignet droit sont à peine apparents. Rougeur et gonflement légers des articulations carpo-métacarpiennes gauches et du médius et indicateur droits. 120 pulsations ; rien de particulier du côté du cœur.

12 juin. — Gonflement du poignet gauche plus prononcé. Rougeur et empâtement du côté externe du pied droit. Même état du pied gauche et des genoux. 116 pulsations.

13 juin. — Même empâtement des pieds et des genoux ; même état du poignet gauche. ssoupissement assez prononcé. 108 pulsations.

14 juin. — Empâtement du pied gauche seulement ; rougeur légère au niveau de l'articulation tibio-tarsienne. Langue sale, appétit nul. Pouls à 108, régulier ; rien de particulier du côté du cœur.

15 juin. — Il n'y a plus de rougeur, ni de gonflement aux articulations du poignet gauche, seulement un peu de raideur. Rougeur légère sans gonflement des articulations de la première et de la seconde phalange des doigts médius et annulaire. Même état général. Pouls très fort à 100 ; rien au cœur qu'un peu de prolongement du premier bruit.

16 juin. - Il n'y a plus rien du côté des articulations. Appétit nul. 108 pulsations.

17 juin. — Un peu de douleur du côté externe du genou gauche ; un peu d'empâtement et de sensibilité du côté externe du pied gauche. Il n'y a plus rien au pied droit. 100 pulsations régulières.

23 juin. — Depuis le 20 juin, œdème des jambes, surtout à droite ; oppression. Il y a un affaiblissement général. Depuis huit jours, il s'est formé une eschare au sacrum.

L'état reste le même les jours suivants ; plus rien du côté des articulations, Le pouls conserve toujours une fréquence assez grande, vers 100, régulier. Rien de particulier du côté du cœur que la persistance du léger souffle après le premier bruit. L'intelligence reste nette, rien du côté du ventre. — Le malade succomba le 9 juillet avec une eschare très vaste au sacrum et une autre au coude gauche.

Autopsie. — Rien du côté de la plèvre et des poumons que quelques adhérences assez faciles à détruire ; pas de liquide.

Les deux feuillets du péricarde sont complètement tapissés

de fausses membranes épaisses de 2 millimètres au moins
sur certains points, gaufrées à leur face libre, assez fortement adhérentes au cœur et au feuillet pariétal du péricarde,
pouvant cependant s'enlever facilement en larges lambeaux
et laissant à la séreuse son aspect lisse à peu près normal.
Il n'y avait pas de liquide dans le péricarde. Le cœur est mou,
très friable, son tissu musculaire est d'un jaune brun sale
sans aucune consistance, les parois ventriculaires sont minces. L'orifice mitral est libre et ne paraît pas élargi ; la valvule est saine. Les valvules aortiques sont légèrement en-
croutées de plaques calcaires. Une cuillerée environ de synovie limpide dans l'articulation du genou de chaque côté. La
face postérieure des deux rotules est légèrement rugueuse ;
la synovie qui les entoure est légèrement rougeâtre.

Rien de remarquable dans les articulations du pied gauche, ni dans les articulations radio-carpiennes. Dans les inci-
sions pratiquées pour ouvrir les articulations, on trouve les
muscles bien conservés, avec leur coloration normale. Pas
d'œdème.

OBSERVATION VII (résumée)

Féré. — *Loc. cit.*

Polyartrite aigüe. — Mort. — Autopsie

J..., âgée de 70 ans, entrée à la salle Sainte-Julie, le
20 mai 1859.

Lors de son entrée, elle avait le genou droit enflé et surtout très douloureux ; le moindre mouvement, la plus légère
pression déterminaient des douleurs que la malade manifes-
tait par des cris. Le genou n'était pas rouge, le gonflement
était modéré, on y sentait de la fluctuation ; le début de la

maladie remontait à quelques jours. Pas de fièvre ; pouls à 70, régulier, normalement développé ; pas d'appétit ; rien de particulier sur les autres fonctions.

Quatre ou cinq jours environ après l'entrée de la malade, les articulations des mains et des poignets se prirent, avec gonflement, douleur, rougeur érythémateuse. Jamais d'accélération du pouls, qui reste régulier ; rien au cœur, rien aux poumons ; absence d'appétit, La langue ne tarde pas à se sécher et à devenir rapeuse. La malade tomba bientôt dans une prostration très prononcée ; décubitus dorsal continuel ; elle paraît assoupie, elle répond nettement aux questions, ne divague nullement. Après l'application d'un vésicatoire, le genou droit était devenu moins douloureux, il avait diminué. Il survient du dévoiement intermittent, avec selles involontaires.

Le gonflement des mains disparut graduellement dans l'espace de cinq à six jours, et les pieds se prirent ; gonflement au niveau des articulations tibio-tarsiennes, sensibilité vive à la pression. Pouls à 60, régulier. Rien au cœur ni dans la poitrine. Prostration croissante, assoupissement continuel, langue sèche, jaunâtre. Pas de délire, réponses nettes.

Les pieds restent gonflés et douloureux. Les deux genoux se prennent à leur tour : un peu de tuméfaction, sensibilité à la pression ; pas d'accélération du pouls qui reste régulier. La prostration augmente de jour en jour ; l'assoupissement est continuel.

Les jours suivants, l'affaiblissement augmente sans autres symptômes que ceux qui ont été notés ; le pouls faiblit sans prendre de fréquence, et la malade succombe le 20 juin, un mois après son entrée.

Autopsie, le 22 au matin. — La région de l'articulation tibio-tarsienne gauche présente une teinte ecchymotique.

L'articulation du genou gauche contient environ un demi-verre d'une synovie sanguinolente ; à la partie supérieure de la synoviale, on trouve une sorte de fausse membrane très peu adhérente, épaisse, brunâtre, ressemblant à la fibrine d'un caillot en partie décolorée. La synoviale est le siège d'une injection violacée qui s'arrête à la limite des surfaces cartilagineuses ; les franges synoviales sont injectées à leur bord libre, et cette injection pénètre à une certaine profondeur entre les éléments fibreux des ligaments.

Le genou droit contient deux cuillérées à peu près d'un liquide visqueux, légèrement rougeâtre.

Il y a aussi sur la synoviale quelques plaques d'injection, mais pas à beaucoup près aussi prononcée que du côté gauche.

Les articulations tibio-tarsiennes sont malades à un plus haut degré que les genoux ; la gauche surtout. Il y a une assez grande quantité de sang épanché à l'intérieur de la synoviale, sous forme de caillots mous d'un brun noirâtre nageant dans un liquide de même couleur. Les surfaces articulaires sont intactes, mais la synoviale est d'un rouge foncé jusqu'à leur limite. La gaîne des tendons de l'extenseur commun contient aussi un peu de sang épanché au niveau de l'articulation.

Mêmes altérations à droite, mais à un moindre degré. Le cœur est dans un état de décomposition assez avancée. Il est flasque, mais on ne note rien de spécial du côté des orifices. Rien de notable non plus dans les poumons.

OBSERVATION VIII

FÉRÉ. — *Loc. cit.*

L..., 81 ans, entrée à l'infirmerie de l'Hospice-Général de Rouen le 14 juillet 1864. Etait malade depuis 15 jours, souffrait de l'articulation tibio-tarsienne gauche. Au moment de son entrée, cette articulation est gonflée avec un peu d'œdème et de rougeur ; elle est douloureuse au toucher. Le pouls est à 108-112, la peau est chaude.

17 juillet. — Le gonflement de l'articulation tibio-tarsienne est moindre ; cependant il y a encore de la rougeur et de la douleur au toucher, ainsi que dans les mouvements ; le genou gauche est un peu tuméfié, mais sans rougeur ; on y perçoit un peu de fluctuation. Un peu de douleur dans les articulations des coudes. Pouls un peu moins fréquent.

18 juillet. — L'articulation tibio-tarsienne n'est presque plus tuméfiée. L'articulation du genou est dans le même état, même sensibilité dans les coudes. Pas plus de fièvre.

18 juillet. — Pouls à 100, assez développé, régulier. La malade se plaint encore de douleurs dans le coude et l'épaule gauche, un peu dans l'épaule droite. Le genou gauche, encore un peu douloureux, ne présente plus de fluctuation. Plus de rougeur de l'articulation tibio-tarsienne qui est encore sensible.

23 juillet. — Encore quelques douleurs dans les bras. Etat général très satisfaisant, pouls à 92, régulier, normal pour le développement et la force ; température de la peau peu élevée.

24 juilet. — Pouls à 80, régulier, sans chaleur de la peau, articulations libres partout. Aliments à la volonté de la malade qui a peu d'appétit.

OBSERVATION IX

FÉRÉ. — *Loc. cit.*

D...., âgé de 64 ans, avait depuis l'âge de 27 ans des douleurs articulaires allant d'une articulation à l'autre ; quelquefois, toutes les articulations étaient prises en même temps.

Depuis l'âge de 30 ans jusqu'à 41 ans environ, elles revenaient tous les deux ans, quelquefois tous les ans ; elles duraient parfois trois ou quatre mois. En avançant en âge, les accès ont été de moins en moins rapprochés. En 1854, il rentra à l'Hospice-Général où il fut traité par les bains de vapeur pendant deux mois, sans en ressentir aucun bon effet. Depuis l'âge de 20 ans jusqu'à 27, il fut commis voyageur ; de 27 à 38, il fut facteur de campagne ; ensuite il a eu des professions qui ne l'ont jamais exposé aux variations de température. Il n'a jamais eu d'affections de poitrine, ni de battements de cœur.

Depuis 1856, il n'avait pas eu d'accès, quand le mercredi 21 mai, il éprouva de légères douleurs dans le genou gauche et dans le poignet droit. Depuis 5 ou 6 jours, il avait une bronchite assez intense. Le 27 mai 1862, il était admis à Saint-Joseph. Il présentait un gonflement assez notable du genou droit, de l'articulation radio-carpienne droite, de l'articulation tibio-tarsienne et du gros orteil du même côté. Bruits du cœur normaux. 76 pulsations. Un peu de chaleur de la peau.

28 mai. — 68 pulsations, rougeur du poignet droit. Langue sale, un peu blanchâtre.

29 mai. — Gonflement du genou gauche moindre. Douleur du poignet et du pied droits plus vive. La toux continue ; 72 pulsations ; langue couverte d'un enduit blanchâtre très épais.

30 mai. — Douleurs du pied et du poignet droits moindres. Rougeur et gonflement de l'articulation du gros orteil et du deuxième ; chaleur de la peau modérée ; pouls à peu près normal.

31 mai. — Gonflement sans rougeur du poignet droit. Douleur limitée à l'olécrâne du même côté. Moins d'empâtement du pied. 72 pulsations.

5

1er juin. — Gonflement du poignet beaucoup moindre. Douleur vive dans le coude, gonflement limité à l'olécrâne. Pas de chaleur de la peau ; même état des pieds.

2 juin. — Douleur et gonflement du poignet droit beaucoup moindres ; disparition de la rougeur. Sensibilité au niveau du tarse à droite. Pouls faible, dépressible, irrégulier : 80 pulsations ; langue sèche ; bruits du cœur faibles, ainsi que l'impulsion. Douleur et rougeur de l'olécrâne à droite ; gonflement latéral de l'articulation du coude du même côté.

3 juin. — Plus rien du côté des articulations du poignet et du pied. Même état de l'articulation du coude, même état général.

4 juin. — Sensibilité du coude moindre, rougeur plus limitée, moins de gonflement. Toux moins vive.

5 juin. — Rougeur de l'olécrâne à peine sensible, gonflement un peu plus marqué.

7 juin. — Gonflement de la bourse séreuse qui recouvre l'olécrâne ; teinte un peu brune de la peau. Langue toujours sale, appétit très faible.

8 juin. — Le malade s'est levé hier ; faiblesse générale, mais principalement dans les jambes ; mange sans faim. Langue couverte d'un enduit muqueux un peu brunâtre.

14 juin. — Depuis deux jours, recrudescence de la douleur sur l'olécrâne du côté droit. Gonflement, rougeur assez intense, sensation de fluctuation. Appétit nul.

16 juin. — Rougeur de l'olécrâne et sensibilité moindres. Appétit toujours très faible. Constipation.

17 juin. — L'état général et local s'améliore graduellement et le malade peut sortir.

Il rentre à la salle Saint-Louis le 6 novembre 1863 pour de la bronchite. Au bout de quelques jours, il est repris de douleurs dans le coude gauche avec gonflement et rougeur légère des téguments de la partie postéro-supérieure de l'avant-bras. Presque pas de réaction générale.

OBSERVATION X

FÉRÉ. — *Loc. cit.*

M..., âgé de 75 ans, entré le 15 mai 1862 à l'infirmerie. Jusqu'à son entrée à l'hospice en 1859, il avait été ouvrier carrossier et avait toujours joui d'une très bonne santé. Depuis l'âge de 70 ans, il toussait très souvent et avait fréquemment des accès de dyspnée. A son entrée, on constata une sonorité exagérée de la poitrine à la percussion, avec sécheresse de la respiration sous les clavicules. Bruits du cœur sourds, surtout le premier.

28 mai. — Le malade se plaint d'un gonflement de l'articulation métacarpo-phalangienne de l'annulaire gauche. Ce gonflement n'a été précédé d'aucun prodrome. Affaiblissement de la respiration, surtout à gauche et en arrière. Respiration sèche sous les clavicules, sonorité exagérée. Bruits du cœur sourds, surtout le premier, sans bruit de souffle. Peau chaude. 76 pulsations.

19 mai. — Gonflement de l'articulation métacarpo-phalangienne du médius et de l'annulaire avec rougeur de la peau. Même état de l'articulation de la deuxième avec la troisième phalange de l'annulaire. Douleurs dans les deux jambes ; raideur du coude et de l'épaule du côté droit allant jusqu'à empêcher le malade de lever le bras ; ces articulations sont douloureuses au toucher ; sans gonflement ni rougeur. 76 pulsations, peau chaude.

30 mai. — Rougeur des articulations de la main gauche un peu moindre. Douleur moindre dans le bras droit. Même état du pouls.

31 mai. — Gonflement de l'articulation carpo-métacarpienne du pouce. Plus de rougeur des articulations des autres doigts ; un peu d'empâtement de la face dorsale de la main. Transpiration abondante jour et nuit. 76 pulsations.

1er juin. — Gonflement du poignet, sans rougeur ; articulation du pouce moins gonflée. Chaleur de la peau moins vive, toux très intense ; sueurs très abondantes.

2. juin. — Gonflement et rougeur des articulations du carpe et du métacarpe. Sensibilité vive à la pression de l'articulation scapulo-humérale gauche, sans rougeur, ni gonflements apparents.

3 juin. — Rougeur et gonflement du poignet un peu moindres qu'hier, sensibilité du coude et de l'épaule gauche.

4 juin. — Rougeur peu sensible, empâtement du poignet peu apparent. La douleur est moins vive dans le coude, mais est restée la même à l'épaule et encore exaspérée par la pression. Toux toujours aussi vive.

6 juin. — Douleur dans les deux genoux, sans gonflement, ni rougeur.

7 juin. — Plus aucune douleur dans les articulations du membre supérieur gauche ; raideur des doigts.

11 juin. — Douleur depuis hier dans l'épaule gauche, s'irradiant dans tout le membre ; pas de gonflement, ni de rougeur.

13 juin. — Plus de douleurs dans les articulations ; frissons hier toute la journée, n'a pas mangé.

16 juin. — Douleurs assez vives dans la poitrine, toux moins violente, appétit très faible. Douleurs violentes dans les deux jambes. Impossibilité de les soulever.

20 juin. — Affaiblissement général, pâleur extrême. Pouls irrégulier, 90 pulsations, difficiles à compter ; toux très intense, expectoration abondante, bruits du cœur faibles. Respiration rude et forte en arrière. (Ici s'arrêtent les notes).

OBSERVATION XI

Chomel. — *Leçons de clinique médicale*, 1837

Le 7 janvier 1812, entre à la Charité, salle Saint-Louis, Ferrier, bonnetier, âgé de 68 ans.

Cet homme, d'un tempérament sanguin, d'une constitution encore assez forte, d'un embonpoint médiocre et d'une petite stature, est né de parents non rhumatisants, et a joui d'une santé presque parfaite jusqu'à l'âge de soixante-six ans. A cette époque, il fut pris, un jour d'été, de douleurs subites dans les genoux pendant qu'il marchait dans la rue et il fut obligé de se laisser tomber et de se faire porter chez lui. Il y demeura alité pendant quatre semaines, après quoi il se fit conduire à l'Hôtel-Dieu, où il resta trois mois, et d'où il sortit bien guéri. Deux mois après sa sortie de l'Hôtel-Dieu, il éprouva des douleurs à la plante des pieds qui durèrent 7 à 8 semaines. Depuis lors, les douleurs se firent presque toujours sentir quelque part sans que la digestion ni aucune fonction principale se dérangeât.

Il y a quatre jours, Ferrier fit une chute sur le côté droit. Il entra à l'hôpital pour se faire soigner de sa contusion, ainsi que de ses douleurs à l'un et l'autre genou. Après plus de trois mois dans la salle Saint-Louis, il fut transféré le 13 avril dans un autre hospice, sans être complètement guéri de ses douleurs.

OBSERVATION XII

Recueillie dans le service de M. le Professeur agrégé Parisot

G.., âgé de 63 ans, tailleur d'habits.

Rien de particulier à signaler dans les antécédents héréditaires. Pas de rhumatismes.

A. P. — A été atteint pour la première fois de rhumatisme articulaire à l'âge de 34 ans. Est resté au lit pendant deux mois. Le rhumatisme avait débuté au genou droit, puis avait gagné les autres articulations. La douleur était extrêmement vive. Le malade ne pouvait faire le moindre mouvement.

Depuis cette époque, jusque vers l'âge de 59 ans, il ressentait souvent, au commencement du printemps des douleurs articulaires mais qui duraient beaucoup moins longtemps, 15 jours, trois semaines. Ces douleurs devenaient de moins en moins vives à mesure que le malade avançait en âge, et à la fin il n'était plus obligé de garder le lit. Il a remarqué aussi qu'au fur et à mesure des attaques, le nombre de jointures atteintes tendait à diminuer.

Lors de la première atteinte, il habitait un rez-de-chaussée très humide ; les papiers tombaient, les boiseries pourrissaient. Il est resté 14 ans dans ce logement humide.

Le malade entre à l'infirmerie le 23 janvier 1901. Au moment de son entrée on constate un gonflement modéré du dos de la main et des doigts du côté droit ; la rougeur est peu marquée, mais la main est plus chaude que du côté sain. Il existe de la douleur à l'occasion d'un mouvement dans le poignet et dans les doigts. Il existe aussi une légère douleur au niveau du coude, mais on ne constate ni rougeur, ni gonflement. T. m. 37°,5. T. s. 38°.

Le 24. — La douleur persiste au niveau du coude. Tuméfaction et légère rougeur au niveau du poignet droit. Peu de douleurs. Du côté de la main et des doigts, même état. Rien du côté des autres articulations. Langue saburrale, peu d'appétit ; constipation. T. m. 37° ; T. s. 37°,8. — Potion avec 4 gr. de salicylate de soude.

Cet état dure cinq jours. La température oscille entre 36°,5 et 37°, 5. Pas de complications.

Le 6 février, le malade quitte l'infirmerie, le gonflement et la douleur ayant disparu depuis quelques jours. Pendant toute la durée de l'attaque, on n'a rien constaté de particulier ni du côté du cœur, ni du côté des poumons.

Le malade rentre à l'infirmerie le 20 mai 1902 pour une nouvelle atteinte. Il y a cinq ou six jours, en se couchant, il a ressenti une douleur au niveau de l'articulation métatarso-

phalangienne du gros orteil droit, puis cette douleur a gagné
les articulations métatarso-phalangiennes des autres doigts
du même côté. Au moment de son entrée on constate une tuméfaction diffuse sur le dos du pied ; douleur à la pression,
mais peu forte ; coloration légèrement rosée des téguments ;
la température locale est d'un demi-degré plus élevé que du
côté sain.

21 mai. — Tuméfaction et douleur à la pression au niveau
du cou-de-pied mais pas de rougeur ; la peau est chaude. La
douleur n'est pas constante, mais le malade dit qu'il ressent,
par instants, des lancées assez vives, comme si on le piquait
avec des aiguilles.

Pas de fièvre, pas de sueurs. — La langue est blanche et
l'appétit est diminué. — Rien du côté du cœur ni des poumons. — Pouls 80, régulier, égal. — Les urines sont claires
et abondantes ; traces d'albumine.

Potion avec 2 gr. de salicylate de soude.

Les jours suivants les symptômes allaient en s'amendant et
le 1er juin il n'y avait plus rien du côté des articulations.

OBSERVATION XIII
Recueillie à l'hospice Saint-Julien

D..., 76 ans, tisseur.

Rien de spécial à noter dans les antécédents héréditaires.

A. P. — Marié ; trois enfants dont deux morts du choléra à
l'âge de 2 ans. Le troisième est vivant et bien portant.

Il a eu sa première attaque de rhumatisme à l'âge de 18 ans.
Il habitait avec ses parents un endroit très humide. En hiver
l'eau coulait après les murs. Est resté au lit pendant trois
mois, les différentes articulations s'étant prises les unes
après les autres. Elles étaient rouges, enflées et très douloureuses.

Deuxième attaque à 47 ans. Le malade serait resté à la pluie pendant toute une journée et en rentrant chez lui, il aurait ressenti de la fièvre et des frissons. Le lendemain, les genoux étaient enflés, rouges et douloureux, puis les poignets et les autres articulations se prenaient. Le malade resta cinq mois à l'hôpital St-Charles.

Troisième attaque à 58 ans. Durée : trois mois et demi.

Quatrième attaque à 63 ans. Les genoux, les cous-de-pied, les épaules et les coudes ont été pris. Il y avait de la rougeur et du gonflement, mais les douleurs étaient peu vives. Est resté trois mois à l'hôpital St-Charles.

Cinquième attaque à l'hospice St-Julien à l'âge de 71 ans. A été à l'infirmerie deux mois. L'épaule gauche a été prise la première, puis l'épaule droite et les deux coudes. Ces articulations étaient légèrement tuméfiées et rouges. Rien aux membres inférieurs.

Un an après, le malade est revenu à l'infirmerie. La main était enflée, surtout au niveau des articulations métacarpo-phalangiennes. Mais il n'y avait pas de rougeur et la douleur était très modérée. Cet état dura huit jours. Le malade prenait 4 grammes de salophène par jour.

Il n'a jamais éprouvé ni pendant, ni dans l'intervalle de ses accès aucune douleur précordiale, ni battements de cœur, ni essouflement. L'examen du cœur montre qu'il existe actuellement un certain degré d'hypertrophie ; la pointe bat dans le sixième espace un peu en dehors de la ligne mamillaire. Les bruits sont réguliers, égaux ; le deuxième temps est un peu éclatant. Il n'y a pas de souffle. Rien de particulier à signaler du côté des autres appareils.

CHAPITRE VII

Diagnostic

Le rhumatisme articulaire aigu, se développant dans un organisme sénilisé, a des manifestations moins bruyantes que lorsqu'il se développe dans un organisme adulte. Cette atténuation dans les signes cliniques rend d'une manière générale le diagnostic plus difficile à l'âge avancé.

Toutes ou presque toutes les affections articulaires, englobées sous le nom de rhumatisme chronique, sont passibles soit au début, soit au cours de leur évolution, de poussées aiguës. Or le rhumatisme chronique est une maladie très fréquente à un âge avancé, et on pourrait être tenté en présence d'un rhumatisme aigu de le confondre avec une de ces poussées. Eu égard aux complications, au pronostic et au traitement différent des deux maladies, il y a intérêt à les distinguer.

Dans la phase aiguë du rhumatisme chronique, il peut y avoir de la fièvre ; les jointures affectées sont douloureuses, rouges, tuméfiées et chaudes comme dans le rhumatisme aigu, quoique avec moins d'intensité. Mais il est certains caractères qui permettront de reconnaître l'affection. Parfois, dès la période de début, la contracture des muscles qui s'insèrent au pourtour de la jointure produit des attitudes vicieuses caractéristiques. La durée habituelle de trois à quatre septenaires du rhumatisme articulaire aigu, la mobilité de ses localisations contrastent également avec la fixité des localisations dans le rhumatisme chronique, avec leur durée beaucoup plus longue, deux à trois mois ou plus. Ajoutons que le rhumatisme chronique ne continue pas moins à évoluer en dehors des poussées aiguës, et que les déformations précoces, les saillies ostéophytiques, les craquements articulaires seront autant de symptômes qui mettront sur la voie du diagnostic.

L'ostémyélite aiguë juxtaépiphysaire est une affection qui, quoique peu fréquente dans la vieillesse, pourrait cependant à son début donner le change, surtout si elle ne reste pas localisée au voisinage d'une seule jointure. Mais le rhumatisme ne s'accompagne pas, comme l'ostéomyélite, d'un œdème considérable du membre avec dilatation des veines superficielles. L'échec du salicylate sur les douleurs et les gonflements articulaires auront une grande valeur. Si on s'attache à bien localiser les douleurs, on voit dans l'ostéomyélite que leur maximum se trouve un peu au-dessus ou au-dessous de l'interligne articulaire, et plutôt sur l'os que sur les tissus mous. Le diagnostic peut donc être établi dès que l'attention a été attirée du côté du squelette. Le mode de début et la marche d'une attaque de rhumatisme pourront encore faciliter le diagnostic.

On ne confondra pas non plus une attaque de rhumatisme avec une tuberculose ostéoarticulaire sénile à son
début. La tuberculose n'atteint en général qu'une seule
jointure et n'est influencée en rien par la médication
salicylée. Il existe en outre dans ce cas un point douloureux osseux qui peut avoir une grande importance. Le
rhumatisme a pour lui l'aspect de la peau et des tissus, et
ses symptômes généraux.

A côté de ces quelques affections que nous venons d'énumérer, il existe toute une série de manifestations articulaires dues, d'une part, aux diverses maladies infectieuses, d'autre part, à la goutte, et qui par les difficultés
de diagnostic toutes particulières qu'elles peuvent présenter méritent une description un peu plus détaillée. (1)

A. *Pseudo-rhumatismes infectieux* — Sous cette dénomination, on comprend aujourd'hui toutes les arthropathies susceptibles de se manifester au cours des diverses
maladies infectieuses telles que la blennorragie, l'érysipèle,
l'infection urinaire, les diverses pyohémies, la pneumonie,
la scarlatine, la fièvre typhoïde, la variole, la syphilis, la
grippe, etc.

Ajoutons-y la tuberculose que M. Poncet (2) a montré
récemment comme pouvant être cause, elle aussi, d'arthrites d'apparence rhumatismale.

C'est une loi aujourd'hui admise par tout le monde que;

---

(1) Nous empruntons les éléments de cette description à des leçons faites
par M. le professeur agrégé Parisot sur : le rhumatisme articulaire aigu et
les pseudo-rhumatismes infectieux ; le rhumatisme et la goutte, chez le
vieillard. — Clinique de l'hospice Saint-Julien, 1901.

(2) Communication sur le rhumatisme tuberculeux faite à l'Académie de
médecine, séance du 23 juillet 1901.

« toutes les maladies infectieuses peuvent présenter parmi leurs manifestations contingentes, des déterminations articulaires distinctes du vrai rhumatisme avec lequel elles se confondent cliniquement et relevant de l'infection générale de l'économie, que cette infection soit la maladie première ou une infection surajoutée » (Bourcy).

Le pseudo-rhmatisme infectieux est peu fréquent chez le vieillard ; il l'est aussi peu que le rhumatisme articulaire aigu. Si on recherche, en effet, des cas et des observations ayant trait à des arthrites infectieuses chez des personnes âgées, on n'en trouve qu'un très petit nombre.

Ces quelques mots dits sur le pseudo-rhumatisme, quels sont les moyens qui nous permettent de le distinguer du rhumatisme aigu franc ?

Nous savons que le rhumatisme articulaire aigu est dû à un élément infectieux spécial évoluant souvent sur un terrain arthritique, tandis que le pseudo-rhumatisme est, suivant Bouchard et son élève Bourcy, uniquement et complètement sous la dépendance de l'infection.

Si donc, nous voyons apparaître d'emblée un gonflement articulaire, avec fièvre, chez un arthritique, nous le caractériserons de rhumatisme articulaire aigu ; au contraire avons-nous affaire à une blennorragie, un érysipèle, une pneumonie se compliquant d'une arthrite, cette arthrite sera une arthropathie infectieuse, un pseudo-rhumatisme. Evidemment entre ces deux cas, il n'y a pas à hésiter ; le diagnostic est simple. Mais il n'en est pas toujours ainsi, et on peut se trouver en présence d'un cas intermédiaire où l'infection peut avoir comme manifestation principale la localisation articulaire ; le point de départ de l'infection n'apparaît pas immédiatement aux yeux

de l'observateur et a besoin d'être recherché par un examen minutieux. Quels sont les éléments de diagnostic que
nous avons à notre disposition ? La bactériologie ne peut
nous être d'un bien grand secours. Le microbe du rhumatisme articulaire aigu prête encore à discussion, mal-
grè les travaux récents, et si dans les pseudo-rhumatismes, on a trouvé parfois des microbes pathogènes, dans
bien des cas les investigations les plus minutieuses sont
restées vaines, même au cours d'une infection.

C'est donc à la clinique qu'il faut s'adresser.

Dans le rhumatisme articulaire aigu, ce sont le plus
souvent les grandes articulations, celles qui sont le plus
fatiguées, qui sont prises. La maladie se généralise à un
plus ou moins grand nombre d'articulations pour donner
lieu à la « fièvre rhumatismale avec polyarthrite ». De plus
l'inflammation articulaire ne persiste pas longtemps ;
quatre à huit jours suffisent pour voir évoluer une arthrite
rhumatismale aiguë, mais de nouvelles articulations se
prennent aussitôt et quelquefois en même temps. Au contraire le pseudo-rhumatisme est généralement oligo-arti-
culaire, et de plus, loin d'être fugace comme dans la polyarthrite aiguë, la lésion persiste et peut parfois avoir
des conséquences fâcheuses telle que l'ankylose de la jointure. En outre le pseudo-rhumatisme suppure souvent,
tandis que l'arthrite rhumatismale vraie ne suppure jamais.
Le salicylate de soude qui agit d'une façon efficace sur
les arthrites du rhumatisme est en général sans action
sur celles des pseudo-rhumatismes. Le fait que des arthropathies n'ont pas été soulagées par l'action du salicylate
est un bon élément de diagnostic en faveur d'un pseudo-
rhumatisme, mais cependant l'inverse n'est pas toujours

vrai. Le fait que des arthropathies, dont la nature est douteuse, ont été soulagées par le salicylate, n'implique pas nécessairement qu'elles sont de nature rhumatismale, car le salicylate de soude peut influencer favorablement toute une série d'états infectieux.

Tels sont les caractères qui permettront de faire la distinction entre ces deux affections. Mais ces caractères ne sont pas toujours aussi tranchés ; les limites sont parfois indécises, et l'hésitation sera souvent permise.

L'observation suivante nous montre les difficultés qu'on peut rencontrer dans le diagnostic d'un rhumatisme infectieux.

OBSERVATION XIV

Due à l'obligeance de M. le Professeur agrégé. PARISOT

**Pseudo-rhumatisme infectieux. —
Broncho-pneumonie. — Mort**

Ch..., âgé de 87 ans, entré à l'infirmerie de l'hospice Saint-Julien les 22 octobre 1900. Comme profession, cet homme avait exercé pendant longtemps le métier d'ouvrier agricole ; en dernier lieu il était vigneron.

Rien de particulier à signaler dans ses antécédents héréditaires. Il y a 30 ans le malade aurait eu à un bras une affection semblable, dit-il, à celle dont il souffre actuellement On ne peut cependant attacher une grande importance à ce renseignement, car la douleur serait survenue à la suite d'un effort, en faisant un mouvement de force.

Avant de venir à Saint-Julien, le malade habitait un village situé au sommet d'une côte, par conséquent dans un climat non humide ; en particulier le logement était très sain.

Maladie actuelle. — Le malade se plaint depuis le 8 novembre d'une douleur à la main gauche qui aurait gagné le poignet puis le coude et qui s'est accompagné du gonflement de ces jointures.

11 novembre. — On constate que la région du 1er, 2e, et 3e métacarpiens est tuméfiée, rouge, douloureuse et chaude. Cette même tuméfaction se propage à la paume de la main, au niveau de l'éminence thénar. L'articulation radio-carpienne est légèrement tuméfiée ; la rougeur de la peau est plus accentuée au niveau de la partie externe. On constatait, la veille, une trainée rouge, située à la partie antérieure de l'avant-bras, allant depuis la région moyenne du poignet à la partie supérieure de l'avant-bras. Le malade se plaint également de douleurs dans la région du bras et de l'avant-bras. Pas de ganglions au niveau de coude ni dans l'aisselle.

Il n'existe aucune lésion superficielle au niveau des doigts ou de la main indiquant l'origine de cette lymphite. Rien au cœur. Signes d'emphysème. Langue sale ; perte de l'appétit. Constipation. Se plaint de douleurs abdominales en faisant des mouvements. Hernie inguinale double. Urines assez abondantes ; pas d'albumine. T. m. : 37°. — T. s. : 37° 8.

12 novembre. — Le coude gauche est rouge et augmenté de volume. Le malade se plaint beaucoup. T. m. : 36° 8. — T. s. : 37°. — Potion avec 2 grammes de salicylate de soude.

14 novembre. — Le gonflement de la main a presque disparu, la douleur est beaucoup moindre. Le coude n'est plus aussi tuméfié. Les mouvements ne sont presque plus douloureux. Pas de fièvre. Même potion.

16 novembre. — La douleur a disparu. On cesse le salicylate de soude.

24 décembre 1900. — Le malade se plaint de diarrhée depuis quelques jours qui a cédé au bismuth. Depuis une hui-

taine, il mange peu, sans appétit. Température ce matin :
37° 4.

Le malade dit que depuis trois ou quatre jours il éprouve
des douleurs au niveau de la main, du coude, et de l'épaule
du côté gauche. On constate aujourd'hui de la rougeur, du
gonflement au niveau du 1er et du 2e métacarpiens et de l'é-
minence thénar. Augmentation de la température locale. Pas
de lymphangite ni de ganglions au niveau du coude ni dans
l'aisselle. Le coude est tuméfié et douloureux. L'épaule est
également douloureuse. Le malade est atteint de quelques
râles de bronchite ; il crache beaucoup. 2 grammes de salicylate de soude.

Le 25. — La tuméfaction de la main gauche est moindre..
La douleur a aussi diminué au coude et à l'épaule. On constate un léger gonflement remontant à trois travers de doigt
au-dessus du poignet et localisé au côté radial et à la face
antérieure de l'avant-bras. Il existe à ce niveau une légère
trainée de lymphite. Pas d'adénite de l'aisselle ni de l'avant-
bras. Bronchite. Quelques petits râles aux deux bases ; crachats épais et visqueux. Les bruits du cœur sont sourds. Les
urines sont peu abondantes : 500 centimètres cubes ; elles
sont troubles. D = 1026 ; il y a de l'albumine. Même traitement.

Le 26. — Râles muqueux disséminés dans les deux poumons dont quelques-uns à caractère éclatant surtout à la
base droite.

Le 28. — Le gonflement et la douleur ont complètement
disparu. On entend à la base des deux poumons des râles fins
sonorés. Les urines sont toujours troubles, foncées, mais
sans pus ni albumine.

10 janvier 1901. — Le malade se plaint d'une douleur dans
la cuisse droite qui aurait débuté dans la nuit. Les mouvements ne sont cependant pas douloureux.

L'analyse des urines, effectuée par M. le Professeur agrégé Guérin, au laboratoire des cliniques, donne les résultats suivants :

Emission des 24 heures : 1000 centimètres cubes.

Couleur : jaune peu foncé.

Réaction : alcaline.

Dépôts : très abondants.

Examen microscopique : grande quantité de cristaux de phosphate ammoniaco-magnésien ; leucocytes ; débris muqueux.

	Les urines contiennent par litre	Les urines des 24 heures contiennent
	GRAMMES	GRAMMES
Urée......................	6.80	Id.
Acide urique...............	0.220	Id.
Azote total exprimé en urée..	8.60	»
Albumine.................	traces	

12 janvier. — Le malade ne ressent plus aucune douleur nulle part. Il tousse beaucoup. Petits râles sonores à la base droite.

28 janvier. — Depuis quelques jours, le malade est très affaibli. Râles sous-crépitants à la base droite. Quelques râles à la base gauche. Expectoration purulente. Langue fortement chargée. Pas de fièvre.

Les jours suivants, le malade s'affaiblit de plus en plus, et il succombe le 6 février avec les symptômes de la broncho-pneumonie. L'autopsie n'a pu être faite.

Voilà un cas qui, au début, pouvait paraître douteux, le point de départ de l'infection était resté caché ; seules les traînées de lymphite au voisinage des parties atteintes avait permis de se rendre compte de la nature des arthropathies.

6

L'observation suivante que nous empruntons à la thèse de Sainz (1) se rapporte à un cas très net de pyohémie-streptococcique chez un vieillard. Ici le pseudo-rhumatisme s'est présenté avec les caractères cliniques qu'on lui décrit habituellement.

OBSERVATION XV (résumée)

Broncho-pneumonie et arthrites à streptocoques

Le nommé T..., âgé de 71 ans, atteint depuis 4 ans de bronchite chronique, entre dans le service le 3 janvier 1894 pour une broncho-pneumonie.

A son entrée il est en proie à une dyspnée excessive ; tousse beaucoup, mais ses crachats sont peu abondants et purulents.

Pouls fréquent. T. m. 38°,7. T. s. 38°,9. Urines non albumineuses.

Rien de particulier jusqu'au 8 janvier. La température oscille entre 38° et 39°. Le soir de ce même jour, vers 4 à 5 heures de l'après-midi, le malade est tout d'un coup pris de frissons répétés, le thermomètre monte à 40°,6.

9 janvier. — Le malade se plaint d'une douleur très vive au niveau du poignet droit. L'aspect de la région est rouge, œdémateux. La pression du doigt à ce niveau est insupportable, et les mouvements de l'articulation provoquent la plus vive douleur. Il s'agit là évidemment d'une affection rhumatismale : la cœxistence d'une élévation subite de la température suivie d'une chute brusque le matin, la localisation à un seul article font penser à une arthrite infectieuse.

On immobilise le bras dans une gouttière avec application d'un liniment calmant loco dolenti : continuation du régime institué pour l'affection broncho-pulmonaire.

---

(1) *Les infections bronchiques chez le vieillard*. Th., de Paris, 1895.

L'état général et local reste le même jusqu'au 14 janvier. A ce moment, la rougeur disparaît, l'articulation semble s'ankyloser, mais les signes de broncho-pneumonie existent toujours.

20 janvier. — Nouveaux frissons, mais moins longs et moins intenses que lors de l'infection articulaire. T. m. 39°,8.

21 janvier. — On est étonné de constater une tumeur grosse comme une mandarine au niveau de la partie antérieure du larynx. Cette tumeur est sonore, bien circonscrite et suit les mouvements du larynx. La soudaineté de son apparition et la sonorité à la percussion font penser à l'apparition d'un gazocèle. Cette tumeur demeura telle jusqu'au 6 février. Pendant ce temps l'état général avait été marqué par des oscillations thermométriques très accentuées.

6 février. — L'état général était des plus mauvais, le pouls filiforme. Il mourait le 7.

Autopsie. — Les poumons étaient le siège de lésions de broncho-pneumonie, mais avec plus de pus dans les bronches que d'habitude.

L'incision de la peau au niveau de la région carpienne droite montra qu'il s'agissait bien d'une arthrite, on trouvait en effet dans l'articulation un exsudat purulent en voie de résorption il est vrai. L'incision de la région thyroïdienne permit l'écoulement d'un pus sans odeur, pus bien lié et dont la quantité pouvait être évaluée à un verre environ.

Les cartilages du larynx, et la muqueuse du larynx, ainsi que les cordes vocales, tout était en état normal.

Les limites de cette poche purulente étaient celles que les auteurs ont données à la bourse séreuse de Boyer. Cette localisation d'une arthrite suppurée n'a jamais jusqu'à présent été signalée.

Examen bactériologique. — L'examen bactériologique a révélé dans le pus des poumons, des bronches, du poignet et de la bourse séreuse, le streptocoque à l'état de pureté.

Avant de terminer ce qui a trait au pseudo-rhumatisme
et pour nous résumer, nous dirons qu'en face d'une anthro-
pathie dont la nature paraît douteuse, il faudra toujours
rechercher un point de départ possible de l'infection.
Dans le rhumatisme articulaire aigu, on n'en trouve pas
d'apparent, nous ne parlons pas de l'angine que quelques
auteurs ont voulu considérer comme une porte d'entrée
pour l'élément pathogène ; la question est encore discutée
à l'heure actuelle. Au contraire dans le pseudo-rhumatisme, il existe toujours une infection localisée qui sert de
porte d'entrée aux microbes. Chez le vieillard ces infections sont fréquentes mais nous savons que souvent elles
sont latentes ; aussi une attention toute spéciale devra
être apportée sur ce point. On recherchera chez le vieillard, s'il n'y a pas d'eschares, de petites blessures aux
mains, aux pieds ou sur les autres parties du corps. On
examinera attentivement l'appareil urinaire ; la vessie est
souvent le siège de cystite et le rein est quelquefois atteint
de pyélonéphrite latente. Enfin et surtout on n'oubliera
pas l'examen de l'appareil respiratoire qui pourra faire
découvrir une inflammation chronique des bronches,
une bronchectasie avec stase de pus, un petit foyer de
broncho-pneumonie.

Une fois le point de départ de l'infection trouvée, ou à
son défaut un accident relevant de l'infection, telle qu'une
lymphite, une adénopathie, etc., les caractères cliniques
que nous avons énumérés suffiront dans la plupart des
cas pour établir le diagnostic.

\B. *Goutte articulaire aiguë*. — L'attaque de goutte articulaire aiguë est restée, pendant longtemps, confondue
en nosographie avec le rhumatisme. Toutefois dès le

xvie siècle, Baillou établit une séparation très franche entre ces deux affections. Aujourd'hui la différenciation est absolue ; le rhumatisme articulaire aigu rentre dans le cadre des maladies infectieuses ; la goutte est une dystrophie générale, causée par des troubles de la nutrition, et se transmettant souvent par hérédité.

L'âge où les manifestations goutteuses apparaissent le plus communément est de trente à quarante ans ; de quarante à soixante la goutte est encore fréquente. Exceptionnellement, elle peut débuter après l'âge de soixante-cinq ans. Blackmore a vu l'affection se manifester pour la première fois chez un homme âgé de soixante-dix-huit ans. Garrod a observé plusieurs goutteux qut eurent leur première crise après soixante-dix ans. M. le professeur agrégé Parisot a observé aussi une première manifestation goutteuse chez un homme de soixante et onze ans, avec début classique par le gros orteil. La goutte acquise apparaît en général plus tard que la goutte héréditaire.

L'accès de goutte articulaire est le phénomène essentiel de la goutte aiguë. Au début de la maladie, cet accès a des symptômes assez caractéristiques pour qu'il soit ordinairement facile d'établir le diagnostic avec le rhumatisme.

La goutte n'occupe, en général, lors de ses premiers accès qu'une ou deux jointures ; c'est surtout dans l'articulation métatarso-phalangienne du gros orteil qu'elle établit son siège ; l'attaque débute le plus souvent pendant la nuit. L'inflammation locale qu'elle détermine est marquée par une vive douleur, et quand il existe de la fièvre, elle est peu prononcée. Il y a de l'œdème autour des parties affectées et ensuite une desquamation épidermique. La maladie a des retours périodiques, et à mesure qu'elle progresse, elle tend à envahir un plus grand nombre de jointures. Le rhumatisme, au contraire, occupe dès le début plusieurs des grandes articulations, et siège aux extrémités supérieures tout aussi souvent qu'aux inférieures. La fièvre est plus élevée et la douleur beaucoup moins vive. La maladie peut se reproduire sous l'influence des causes qui l'avaient d'abord suscitée, mais ses retours n'ont pas lieu d'une manière périodique. Dans le rhumatisme, il existe des affections aiguës du côté du cœur, ce qui n'a pas lieu dans la goutte. Celle-ci frappe les artères nourricières du cœur et produit des coronarites ; elle donne naissance à l'artério-sclérose qui sera cause d'une myocardite scléreuse ou d'une sclérose rénale. L'étude des influences héréditaires et des causes prédisposantes ou excitantes permettra de distinguer encore la goutte du rhumatisme.

Tels sont les caractères assez faciles à déterminer lors des manifestations initiales de l'affection. Mais, plus tard, quand la goutte est ancienne, l'accès peut présenter toutes les apparences d'une attaque de rhumatisme ; des articulations importantes sont affectées et en assez grand nombre ; les crises articulaires sont moins franches, et pour en reconnaître la nature, il est souvent nécessaire d'avoir des renseignements précis sur les symptômes des premières manifestations articulaires.

L'observation suivante en est un exemple :

OBSERVATION XVI

Recueillie dans le service de M. le professeur agrégé Parisot

Goutte articulaire aiguë

L..., âgé de 68 ans, tailleur d'habits.

Dans les antécédents héréditaires de ce malade, on ne re-

trouve ni goutte, ni rhumatisme, ni aucune autre manifestation arthritique.

Le malade a toujours mené une vie sédentaire et il était
gros mangeur. La première attaque de goutte s'est produite
à l'âge de 38 ans ; l'accès aurait débuté brusquement dans la
journée par l'articulation tibio-tarsienne de la jambe droite,
qui était gonflée, rouge, et extrêmement douloureuse ; puis le
genou droit a été pris. Il est resté un mois à l'hôpital St-Charles.

A partir de cette époque, les accès se seraient renouvelés
régulièrement tous les trois mois jusque vers l'âge de 52 ans.
Ils ne duraient que huit à dix jours, mais forçaient le malade
à garder le lit.

En 1885, il entre à l'hôpital civil, dans le service de M. le
professeur Bernheim pour des douleurs articulaires. La douleur avait débuté brusquement, vers 4 heures du matin, dans
l'articulation métatarso-phalangienne du gros orteil droit.
L'articulation était très douloureuse, tuméfiée et rouge ; la
douleur aurait été continue pendant huit jours ; puis furent
pris successivement, la cheville, le genou, l'épaule, le coude,
le poignet du côté droit et le gros orteil gauche. Le malade
resta quatre mois à l'hôpital. M. Bernheim lui aurait dit à ce
moment qu'il était atteint de goutte.

Il quitte l'hôpital civil au mois de février 1886 et il est
admis à l'hospice Saint-Julien le 15 mars de la même année.
Dix jours après son admission à Saint-Julien, il entre à l'infirmerie pour un nouvel accès qui avait commencé par l'articulation métatarso-phalangienne du gros orteil droit, puis
qui avait gagné les deux genoux, le cou-de-pied et le gros
orteil gauche. Les membres supérieurs n'ont pas été touchés.
Il serait resté au lit pendant trois mois et aurait eu de la
fièvre pendant quinze jours. Le malade dit que M. le professeur E. Demange, qui le vit à ce moment, porta le diagnostic
de goutte articulaire.

En 1887 le malade entre à l'infirmerie pour deux nouvelles attaques qui durèrent de un mois à six semaines.

Depuis cette époque, il aurait eu tous les ans des attaques de goutte articulaire qui duraient de 4 à 6 semaines, mais avec des symptômes de plus en plus atténués.

En 1892 il rentre de nouveau à l'infirmerie pour un accès qui avait gagné le coude, le poignet et l'articulation de la première avec la deuxième phalange du médius droit. Depuis, cette dernière articulation est toujours restée tuméfiée.

Maladie actuelle. — Le malade entre à l'infirmerie le 9 novembre 1901. On constate que le genou gauche est tuméfié et douloureux ; il existe une coloration rosée des téguments ; la chaleur de la peau à ce niveau est très manifeste. La douleur avait débuté la veille pendant la nuit.

Le 10. — Gonflement et rougeur assez vive au niveau de l'olécrane gauche mais il y a peu de douleurs.

Le 11. — Tuméfaction assez prononcée au niveau de la malléole externe ; teinte rosée diffuse ; veines apparentes. L'ensemble du pied est gonflé ; il existe un certain degré d'œdème. Le genou est moins tendu, la douleur a beaucoup diminué.

Pas de fièvre. Pouls petit, irrégulier, fréquent. Bruits du cœur tumultueux, mais sans souffle, myocardite scléreuse. Rien du côté de l'appareil respiratoire sauf des signes d'emphysème. Urines rares (500 cc), troubles, de couleur rouge foncé ; un peu d'albumine. Langue blanche, anorexie, constipation. Potion avec 2 gr. de salicylate de soude.

Le 12. — Le genou est moins tendu ; le pied gauche désenfle. Le coude est toujours un peu sensible. L'articulation de la première avec la deuxième phalange du médius droit est tuméfiée, brûlante, rouge et douloureuse. Les urines sont plus abondantes ; il y a encore un peu d'albumine. Pas de fièvre, même traitement.

Le 13. — Le pied gauche a beaucoup désenflé il n'y a presque plus rien au genou ni au coude.

Le 14. — Le pied est encore un peu gonflé et douloureux, mais il n'y a plus de rougeur. On ne constate plus rien au coude ni au genou. Le médius est toujours rouge, tuméfié et douloureux. Les urines ne contiennent ni urates, ni albumine.

Le 15. — La douleur au niveau du médius est très atténuée ; encore un peu de tuméfaction.

Le 17. — Il n'existait plus rien du côté des articulations.

Nous avons tenu à rapporter *in extenso* l'observation de cet homme que nous avions suivi pour bien mettre en évidence les difficultés du diagnostic et l'importance des commémoratifs.

CONCLUSIONS

I. — Le rhumatisme articulaire aigu est une affection peu fréquente chez le vieillard. La maladie débute rarement après 60 ans ; à partir de cet âge ce sont surtout des récidives que l'on observe.

II. — L'atteinte aiguë de rhumatisme se caractérise, dans l'âge sénile par une atténuation des symptômes rencontrés habituellement chez l'adulte.

III. — Le cœur, dans la vieillesse, peut subir des altérations d'origine rhumatismale. Ces altérations portent presque toujours sur le péricarde ; l'endocarde est atteint d'une façon tout à fait exceptionnelle.

IV. — La pleurésie rhumatismale s'observe aussi chez le vieillard ; elle apparaît le plus souvent comme complication au cours d'une attaque de rhumatisme, mais elle peut se présenter comme seule manifestation sans douleurs articulaires.

V. — Le pronostic du rhumatisme articulaire aigu, chez le vieillard, est en général bénin, sauf au cas de complications cardiaques ; dans ces conditions, la terminaison est habituellement fatale.

INDEX BIBLIOGRAPHIQUE

ACHALME. — *Pathogénie du rhum. art. aigu.* — Compte-rendu Soc. biol., Paris, 1897.

AUSCHER. — *Rhum. art. aigu.* — Manuel de Médecine de Debove et Achard, t. VII.

BENEKE. — *Zur Therap. des gelenkrheumatismus.* — Berlin, 1872.

BESNIER. — *Art. Rhumatisme.* — Dict. encycl. des Sc. médic.

BOSANQUET. — *A contribution to the statictics of rheum. fever ant its complications.* — Lancet, 1900.

BOUCHARD. — *Maladies par ralentissement de la nutrition.* — Edition 1890.

BOUCHARD et CHARRIN. — *Association française pour l'avancement des sciences.* — Session de Marseille. Séance du 18 septembre 1891.

BOUCHARD. — *Traité de Pathologie générale.*

BOUILLAUD. — *Traité clinique du rhumatisme articulaire,* 1840.

BOURCY. — *Pseudo-rhumatismes infectieux.* — Thèse de Paris, 1883.

CANSTATT. — *Die Krankheiten des hœheren Alters*, 1839.

CHARCOT. — *Leçons cliniques sur les maladies des vieillards.* — Edition 1889.

CHOMEL. — *Leçons de clinique médicale.* — Paris, 1837.

CHURCH. — *Rheumati·m and cardiac affections.* — St-Barth. hosp. Rep., 1889.

DAY. — *A practical treatise on diseases of advanced life.* — London, 1849.

DEMANGE. — *Etude clinique et anatomo-pathologique sur la vieillesse,* 1886.

DURAND-FARDEL. — *Traité pratique des maladies des vieillards.* — Paris, 1873.

ETIENNE (G.) — *Les pyosepticémies médicales.* — Thèse de Nancy, 1893.

FERÉ. — *Contribution à l'étude des affections aiguës du cœur chez les vieillards.* — Rev. de Méd., 1882.

FULLER. — *On rheumatism.*; 1843.

GARROD (A.-B.). — *La goutte et le rhumatisme goutteux.* — Traduction d'Ollivier, 1867.

GARROD (A.-E.). — *Traité du rhumatisme et de l'arthrite rhumatoïde.* — Traduction du Dr Brachet, 1891.

HANOT. — *Considérations générales sur le rhum. art. aigu.* — Presse médicale, 2 juin 1894.

LANCEREAUX. — *Le rhumatisme articulaire aigu ou fièvre rhumatismale.* — Union méd., 3 décembre 1889.

LEJARD. — *De la péricardite aiguë des vieillards.* — Thèse de Paris, 1884.

MACLACHLAN. — *A practical treatise of the diseases and infirmities of advanced life.* — London, 1868.

MACLEOD. — *On rheumatism.*; 1860.

MARFAN. — *Les pseudo-rhumatismes infectieux.* — Gaz. des hôp., 1888.

METTENHEIMER. — *Beitræge zu der Lehre der Greisenkrank-heiten.* — Leipzig, 1863.

MONNERET. — *La goutte et le rhumatisme.* — Thèse de Paris, 1851.

MOREAUD. — *Considérations sur quelques cas de rhum. art. accompagnés de lésions cardiaques observés chez des vieillards.* — Thèse de Paris, 1874.

MORET. — *Contribution à l'étude des tuberculoses osseuses et ostéo-articulaires chez les vieillards.* — Thèse de Paris, 1900.

ŒTTINGER. — *Rhum. art. aigu in Traité de Médecine,* t. II.

PAGNIER. — *Essai sur l'étiologie du rhum. art. aigu.* — Thèse de Paris, 1884.

PARISOT (P.). — *Rhum. art. et pseudo-rhumatismes ; goutte et rhumatisme chez le vieillard.* — Leçons cliniques, 1901-1902.

PAUL. — *De l'ostéomyélite aiguë des vieillards.* — Thèse de Lyon, 1896.

PIORRY. — *Traité de Médecine pratique,* 1842-1851.

PONCET. — *Rhumatisme tuberculeux ou pseudo-rhumatisme d'origine bacillaire.* — Lyon médical, 28 juillet et 27 octobre 1901.

PRUS. — *Mém. de l'Ac. royale de médecine,* 1840.

RÉVEILLÉ-PARISE. — *Traité de la vieillesse,* 1853.

SAINT-GERMAIN (L. de). — *Étude clinique et expérimentale sur la pathogénie du rhum. art. aigu.* — Thèse de Paris, 1893.

Sainz. — *Les infections bronchiques chez le vieillard.* — Thèse de Paris, 1895.

Thiroloix. — *Pathogénie du rhum. art. aigu.* — Compte-rendu Soc. biol. — Paris, 1897.

Triboulet et Coyon. — *Le rhum. art. aigu en bactériologie.* — Paris, 1900.

Widal. — *Rhum. art. aigu. In Traité de médecine et de thérapeutique,* t. II.

TABLE DES MATIÈRES

www.ingramcontent.com/pod-product-compliance
Ingram Content Group UK Ltd.
Pitfield, Milton Keynes, MK11 3LW, UK
UKHW022251120726
13694UKWH00003B/1038